歯周病悪化の原因はこれだ

リスクファクターを知れば難症例も怖くない

稲垣幸司
愛知学院大学短期大学部

南崎信樹
山口県・南崎歯科医院

[編・著]

今井一彰
西田　亙
岩下未咲
西村英紀
池田雅彦
國原崇洋
石田秀幸
志村真理子
鍵和田優佳里
仁保俊昭
関野　仁
米山武義
沢口由美子
滝川雅之

デンタルダイヤモンド社

刊行にあたって

　歯周病は、世界中で蔓延し、わが国においても罹患率が8割を超える国民病です。私たちは、歯周病やう蝕にならないように、毎日歯を磨いているはずなのですが、なぜ罹患してしまうのでしょうか。

　1日2回、朝と夜各3分間ずつ歯を磨くと仮定すると、1年間で2,190分（36.5時間）を歯磨きに費やすことになります。おそらく、多くの方は歯磨きにそれ以上の時間と労力をかけているでしょう。私たち歯科医療従事者は、それだけの患者さんの時間と労力に見合った効果を上げているでしょうか。また、私たちは、歯周病の予防と効果的な治療を実践するために何を行うべきでしょうか。

　本書では、わかっていてもつい見過ごされがちな日常臨床における歯周病のリスクファクターに焦点をあて、生物学的な要因、歯科医療従事者・患者さん側の要因、さらに知っておきたい関連因子についてリストアップしました。そして、それらの要因を解説するに相応しい著名な先生方に、最新の情報を交えて、わかりやすく実践的な内容をご紹介いただいていますので、明日からの皆様の日常臨床にきっと役立つことと思います。

　一口腔疾患である歯周病ですが、現在では歯周病がからだの健康を左右し、糖尿病、リウマチなど、さまざまな病気との双方向性（一方がよくなれば、他方もよくなり、逆に一方が悪化すれば、他方も進行する）が示唆されています。

　本書を通じて歯周病のリスクファクターを見直し、そこから得られた情報を歯周病の予防と治療に取り入れることで、患者さんの口腔だけでなく、からだの健康維持や回復にも繋がることを願っています。

　なお、本書の出版にあたり、デンタルダイヤモンド社の山口徹朗氏に、貴重な機会をいただきました。また、共同編集委員である南崎信樹先生からも激励を受けながら、多くの著名な先生方にもサポートをいただき、本書を完成できたことに感謝いたします。

2017年3月

稲垣幸司

CONTENTS

刊行にあたって

第1章 生物学的な要因はこれだ

喫煙と歯周病
ニコチン依存症の真実
稲垣幸司　愛知学院大学短期大学部　歯科衛生学科 ……… 008

口呼吸と歯周病
今井一彰　福岡県・みらいクリニック ……… 021

糖尿病患者の歯周治療時に歯科医師が留意すべきポイント
西田　亙　愛媛県・にしだわたる糖尿病内科 ……… 028

歯周病と糖尿病の相関にみる歯周治療の考え方
岩下未咲　西村英紀　九州大学大学院歯学研究院　口腔機能修復学講座　歯周病学分野 ……… 036

慢性歯周炎に咬合性外傷はどのように関与するのか
池田雅彦　北海道・池田歯科クリニック ……… 044

歯周病のリスクファクターを考慮した歯冠修復
國原崇洋　広島県・やけやま歯科医院 ……… 054

歯周治療時に留意すべき骨粗鬆症の病態
稲垣幸司　愛知学院大学短期大学部　歯科衛生学科 ……… 062

歯周治療時に留意すべき歯肉増殖の病態
見極め（診断）と治療の実際
稲垣幸司　愛知学院大学短期大学部　歯科衛生学科 ……… 070

歯の位置異常とボーンハウジング
石田秀幸　広島県・石田歯科矯正歯科クリニック ……… 078

column
ホルモンステージを考慮したオーラルケア
志村真理子　東京都・志村デンタルクリニック ……… 084

第2章 術者・患者側の要因はこれだ

患者の理解と医院側の説明力
南崎信樹　山口県・南崎歯科医院 086

プラークコントロールが困難な症例への対応
鍵和田優佳里　東京都・オーラルケアクリニック青山／歯科衛生士 091

家族や周囲の環境
仁保俊昭　山口県・仁保歯科医院 100

プラークコントロールの誤解
歯間部清掃を再考する！
稲垣幸司　愛知学院大学短期大学部　歯科衛生学科 106

障害者の歯周病への対応
関野 仁　東京都立心身障害者口腔保健センター 116

高齢者の歯周治療の難しさと可能性
米山武義　静岡県・米山歯科クリニック 124

口腔清掃指導時の動機づけ面接
やる気のない患者へのアプローチ
稲垣幸司　愛知学院大学短期大学部　歯科衛生学科 130

高齢の歯周病患者へのアプローチ
沢口由美子　フリーランス歯科衛生士 136

第3章 知っておきたい関連因子はこれだ

口腔からの誤嚥性肺炎予防
米山武義　静岡県・米山歯科クリニック 142

妊婦の歯周治療を難しくさせる要因と対応のポイント
滝川雅之　岡山県・ハロー歯科 146

ブックデザイン▶奥定泰之

第1章

生物学的な要因はこれだ

喫煙と歯周病
ニコチン依存症の真実

愛知学院大学短期大学部　歯科衛生学科　**稲垣幸司** *Koji INAGAKI*

　本稿では、「タバコ」はカタカナ表記を用いた。「タバコ」は外来語であるため、カタカナ表記が正しいが、日本では誤って、ひらがなもしくは漢字表記されている。これにまつわる国情が、日本の脱タバコ対策の国際的な遅れを招いている。

禁煙支援を取り巻く現状 喫煙による死者と喫煙規制の動向

　世界保健機関（WHO）は、2015年の推計で喫煙により全世界で年間540万人（2030年までには800万人に増加予想、わが国では13万人）[1]、受動喫煙では年間60万人（わが国では15,000人、内訳：肺がん2,480人、虚血性心疾患4,460人、脳卒中8,010人）[2]が死亡していることを公開し、警告している[3]。

　WHOは、2005年2月27日にタバコの規制に関する国際協力について定める「タバコ規制に関する世界保健機関枠組条約」（WHO Framework Convention on Tobacco Control：FCTC）を発効し、国際的な協調のもとに地球規模で、「タバコ消費やタバコの煙にさらされることによる健康、社会、環境および経済に及ぼす破壊的な影響から現在～将来の世代を保護する」ために、タバコに関する広告、包装上の表示などを規制し、脱タバコ対策を急速に進めようとしている。2016年1月末時点で、WHO加盟国193ヵ国中180ヵ国（93.3％）がこの条約に批准している[3]。

喫煙者の動向

　2015年国民健康栄養調査[4]よると、成人喫煙率は、18.2％（男性30.1％、女性7.9％）と減少傾向にあるが、喫煙者のなかで「タバコをやめたい」と思う者の割合は27.7％で、残念ながら最大だった2010年の同調査37.3％、2014年の前年調査29.7％と比べて減少している。

　わが国で禁煙外来がスタートして1年後の2007年の禁煙外来に関する調査[5]によると、禁煙外来を実際に受診したのは、喫煙者のわずか3.6％であったと報告されている。さらに中央社会保険医療協議会の報告書[6,7]によると、禁煙外来受診者の9ヵ月後の禁煙成功率は、2008年32.6％[6]、2010年29.7％[7]とおよそ3割程度で、その後はさらに低下している可能性がある。

　これらの調査から推測すると、「国民のおよそ2割弱の喫煙者のうち、1/4ができればやめたいと思いながら、禁煙外来を受診するのはほんの5％弱で、さらに9ヵ月後に禁煙継続しているのは、その約3割」ということになる。具体的に、総務省のデータ[8]からその人数を概算すると、総人口1億2,699万5,000人（2016年7月1日現在の確定値）のうち、成人喫煙者はおよそ2,300万人となり、そのうち640万人がやめたいと思いながらも、実際に禁煙外来を受診したのは100万人で、禁煙しようとしていた準備期（説明後述）でありながらも、9ヵ月後には70万人が再喫煙し、その結果、2,270万人が喫煙を継続しているというのが、おおまかな現状である。

　したがって、この2,270万人と禁煙継続中の30万人、それ以外の未成年喫煙者、不特定多数の受動喫煙や三次喫煙による健康障害者は、禁煙外来以

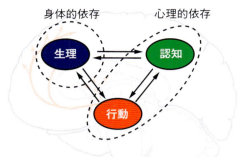

- 生理的症状＝離脱症状、耐性
- 行動的症状＝絶望、使用制御困難
- 認知的症状（認知の歪み）
　＝害の過小評価、使用価値の増大

図❶　ニコチン依存の3要素とその関係性（参考文献[12]より引用改変）

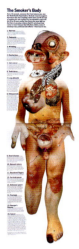

図❷　WHOの脱タバコ啓発ポスター。喫煙の全身への悪影響を示す（WHOホームページより引用）

外の医科や歯科外来、薬局、保健所などを訪れていることになる。そのおのおのの現場で、とくに予期せぬ歯科での禁煙支援の働きかけの意義は重要である[9]。

　すなわち、喫煙に起因する死に至る前に、う蝕や歯周病、それ以外にも歯列不正、顎関節症、外傷、腫瘍などで歯科医院や病院歯科に訪れる人は実に多く、必然的にタバコをやめたいと思っている喫煙患者だけではなく、やめたいと思っていない喫煙患者や喫煙者を家族にもつ受動喫煙や三次喫煙による健康障害者が来院していることになる。

　したがって、そのような歯科医療現場での予期しない禁煙支援は、現時点で歯科医院や病院歯科に禁煙を求めて来院する患者はいないからこそ、重要な意義をもつ[9]。すなわち、禁煙に挑戦したけれどうまくいかなかった人、いつかは禁煙したいと思っている人、まったくその気のない人など、多くの喫煙者が歯科医院を訪れることになる。

　また、その受動喫煙や三次喫煙の影響の疑われる小児、若年者においては、その同居家族に対する禁煙支援も必要となる。タバコから「大切な人だけでなく、その周囲の人を守る」ため、今後の歯科医療界のため、真剣に取り組む必要がある。

ニコチン依存症を理解する！

　従来、タバコは嗜好品で、喫煙は単なる習慣で、本人の「意思」の問題とみなされていた。しかし、現在では、タバコがやめられないのは、心理的依存とニコチン（依存性薬物）に対する身体的依存（ニコチン依存）より成り立つ「ニコチン依存症（薬物依存症の一つ）」という精神疾患として認識されている[9〜11]。

　医科では、このニコチン依存症に対する禁煙治療が2006年4月より、一定の条件を満たした医療機関で保険診療可能となっている。

　身体的依存には、ニコチンが不足することによる離脱症状（生理的症状）があり、一方、心理的依存には、ニコチンを渇望し、吸ってしまう行動的症状、喫煙・受動喫煙の害を否定し、喫煙を美化、合理化・正当化し、禁煙は不必要で不可能だと考える認知的症状の2つが存在し、これら3つの症状は相互に増幅し合い循環している（図1）[12]。

　すなわち、タバコを吸うことは病気で、「ニコチン依存症とその関連疾患からなる喫煙病」という全身の病気（図2）で、「喫煙者は積極的禁煙治療を必要とする患者（タバコの犠牲者）」という考え方が基本になる[9〜11]。

　したがって、医療従事者（医師、看護師、歯科医師、歯科衛生士、薬剤師、栄養士など）は、タバコのない社会環境の定着を目指し、禁煙治療、禁煙支援、禁煙政策への関与、禁煙環境の整備、喫煙防止教育などを積極的に行うべき立場にある[9]。

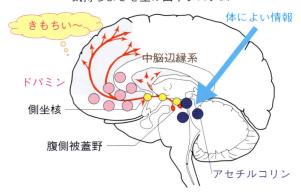

図❸ 脳内報酬系。中脳の腹側被蓋野から側坐核、大脳皮質に投射するドパミン神経系回路

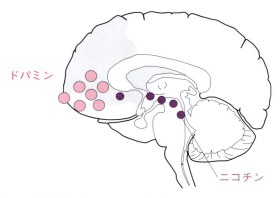

図❹ 脳内報酬系のシナプス機能不全。ニコチンによるドパミン神経系回路

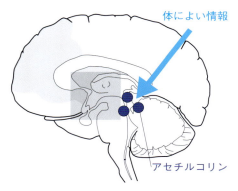

図❺ ニコチンによる報酬系の遮断

表❶ 喫煙者の誤解と真実

タバコを吸うと	
誤解（錯覚）	真実
ほっとする →	ほっとできなくなる
リラックスできる →	リラックスできない
気分が落ち着く →	気分が落ち着かない
集中できる →	集中できない
ストレス解消になる →	ストレス解消にならない（ストレスが増える）

ニコチン依存症の機序

1．タバコを吸わない人の脳内報酬系

中脳−辺縁系ドパミン作動性神経（脳内報酬系）は、おいしい、うれしい、楽しいといった体によい情報があると、中脳の腹側被蓋野から大脳辺縁系の側坐核へ投射され、賦活化（ドパミン分泌）されることで、満足感、多幸感、覚醒効果、緊張緩和効果などの報酬が発現する（図3）[11〜14]。

2．タバコを吸うと……

ニコチンは、ドパミン作動性神経のニコチン性アセチルコリン受容体に直接作用し、ドパミン放出を促進してしまう。しかも、いったんそのようなニコチンを介した回路が成立すると、いままでの正常な脳内報酬系の回路が機能しにくくなり、シナプス機能不全となる（ニコチン依存症、図4、5）[11〜14]。

すなわち、喫煙者は体によい情報がいくら入っても、脳内報酬系がブロックされ、ドパミンが放出されず、逆にたとえ体によい情報が何もなくても、タバコさえ吸えばドパミンが放出され、表1のような誤解（錯覚）を招き、タバコの効用（メリット）として誤認識するようになる。さらに、非喫煙者もこのような誤解（錯覚）を協調して抱いていることが多い。

しかし、生体は、タバコ煙に含まれる5,300種類以上の化学物質、約200種類の有害物質、70種類以上の発がん物質を急速に排除しようとする[11]。したがって、ニコチンは30〜40分で肝臓で代謝され、排尿される。その結果、30〜60分も経つと体からニコチンがなくなり（血中のニコチン濃度低下）、なんとなく落ち着かない、集中できないという感

表❷　喫煙との関連が示唆される口腔内所見、喫煙関連疾患

	部位	口腔内所見、疾患
（能動）喫煙	口腔粘膜	白板症、口腔がん（とくに、口腔底、舌、頬粘膜）、カタル性口内炎、扁平紅色苔癬、慢性肥厚性カンジダ症
	歯周組織	歯肉メラニン色素沈着、急性壊死性潰瘍性歯肉炎／歯周炎、喫煙関連歯周炎
	舌	正中菱形舌炎、黒毛舌、舌白色浮腫、味覚の減退
	口唇	メラニン色素沈着、角化症、口唇炎、口唇がん
	歯	色素沈着（ヤニ）、歯石沈着、根面う蝕
	充填物、補綴物	色素沈着（ヤニ）
	その他	口臭、唾液の分泌・性状変化、壊死性唾液腺化生（小唾液腺炎）
受動喫煙	歯周組織	歯肉メラニン色素沈着、歯周炎
	乳歯	う蝕
妊娠時の喫煙	胎児	口唇裂、口蓋裂

じ（離脱症状）になる。そこで、再びタバコを吸うと、前述のように血中のニコチン濃度が一気に上昇して落ち着ける、安らげるというメリットの誤認識を起こす。

　喫煙者は、この悪循環を繰り返すことになる。喫煙は、決して趣味や嗜好ではないこと、生活習慣でもないことに留意して、真実を伝えることが重要である。

歯科における禁煙支援のメリット

　歯科医師や歯科衛生士が禁煙を促して、たとえうまくいかなかったとしても、何も失うものはない。すなわち、喫煙している患者は歯科医院に来たからといって、喫煙をやめるつもりはなかったわけである。したがって、うまくいかなかったとしても、何も変わらない。

　禁煙がうまくいかず喫煙者に戻っても、かかわった歯科医師や歯科衛生士の禁煙の声かけは心に残っている。そして、将来のきっかけになることもあるので、気楽に考えるとよい[9,15]。

　また、喫煙がやめられないと悩む未成年者や受動喫煙に起因すると思われる所見（歯肉メラニン沈着、気管支喘息、中耳炎などの受動喫煙症）がみられ、衣服などから漂うタバコ臭に苛まれる子どもたちへの家族を含めた禁煙支援を行えるのは、歯科医師や歯科衛生士だけである。およそ2,300万人の喫煙者のほんの一部が禁煙に成功するだけでも、大きな意義をもつ。

喫煙と歯周病の関係

　タバコ煙が最初に通過する口腔は、口腔に貯留、通過するタバコ煙による直接的影響（急性刺激）と血液を介した間接的影響（慢性刺激）の双方がかかわる。表2に喫煙に関係する口腔内所見と喫煙関連疾患を示した[10,11,15]。

　喫煙直後は、ニコチンの血管収縮作用により歯肉上皮下毛細血管網の血流量の減少、ヘモグロビン量および酸素飽和度の低下を来し、逆に歯周ポケット上皮側は、血流量や歯肉溝浸出液量の増加がみられる。しかし、長期間の喫煙につれて、炎症歯肉の出血や歯肉溝浸出液量の減少を来し、臨床的には歯周ポケットが深く進行した歯周炎であっても、プロービング時の歯肉出血（BOP）が少なく、歯肉メラニン色素沈着もあり、歯肉の炎症症状がわかりにくくなってくる（図6、10、表3）[10,11,15〜20]。

　喫煙する歯周病患者において、歯肉出血が少ないと疾患の発症や進行の自覚を遅らせることになり、またニコチンが線維芽細胞の増殖抑制、付着障害、コラーゲン産生能の低下に作用するため、臨床的には線維性の深い歯周ポケットが形成されていく。さらにこのような病的所見により、審美障害はもとより、咀嚼、嚥下、発音などの大切な口腔機能の低下を促し、顔貌が憔悴していく（図7）。

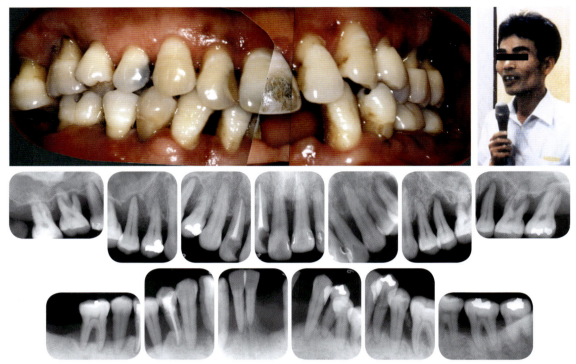

図❻ 喫煙関連歯周炎の典型所見。47歳・男性。喫煙（1日25本、20歳より）を伴う重度な喫煙関連歯周炎患者の初診時の口腔内写真とデンタルX線写真（1984年8月）。喫煙に起因する歯周組織の重度な破壊が進行していた

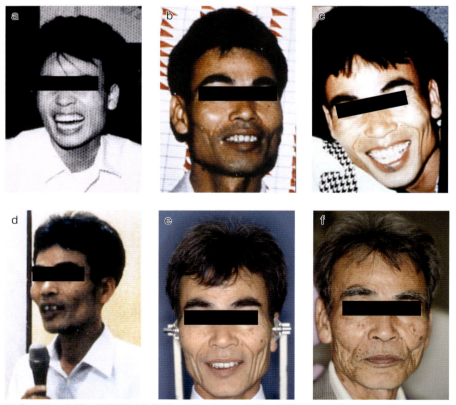

図❼ 図6症例の喫煙関連歯周炎に至るまでの顔貌の推移。a：21歳、b：41歳、c：42歳、d：47歳（初診時）。生来、正常歯列（a）であったが、歯周炎の進行につれて、歯の病的移動が始まり（b、c）、さらに歯の欠損に伴い、顔の変貌が著しかった（d）。e：56歳（初診から10年後、SPT時）、f：74歳（初診から27年後）

表❸　喫煙の歯周組織への影響

歯周病態	喫煙の影響
歯肉炎	歯肉炎症やプロービング時の歯肉出血の低下
歯周炎	歯周炎の頻度や重症度、罹患率の増加
	歯肉辺縁部の線維性の肥厚
	歯周パラメータ（プロービングデプス、アタッチメントレベル、歯槽骨吸収）の増加
	根分岐部病変の罹患増加
	プロービング時の歯肉出血の低下
	歯肉メラニン色素沈着
	重度な歯周炎の頻度増加
	歯の喪失

症例1　喫煙を継続した症例（図6）[19]

患者：47歳、男性
初診：1984年8月
主訴：歯肉の腫脹、咀嚼障害
喫煙歴：1日25本（20歳より）➡ブリンクマン指数[*1] 675、パックイヤー[*1] 34
現病歴：20歳代後半になり、運動（野球）時、口渇感、膿性滲出液を自覚するも放置していた。さらに30歳代になり、歯肉の腫脹や疼痛を繰り返すようになってきていた。なお、8̄は傾斜歯で、同時期に7̄とともに抜歯していた。近在の歯科医院を訪れるも対症療法に留まり、3軒目の歯科医院で歯周病であることを指摘されるも放置されるだけであった。

その後、同症状を我慢していたが、40歳ごろに前歯部の歯の動揺が著しくなり、1̲2̲が自然脱落するに至った。さらに、45歳ごろより、歯肉の腫脹や疼痛が顕著になり、歯の動揺、移動により、咀嚼障害を自覚するようになってきた。そこで、知人の紹介を受け、総義歯になることを覚悟して愛知学院大学歯学部附属病院歯周病科に来院した。
既往歴：16歳時に虫垂炎、22歳および40歳時に痔の手術を受け、現在は完治している。また、幼少時より胃腸が弱く、玄米食を勧められ、30歳ころより実践していた。その他には特記すべき全身既往はなかった。
歯周病診断：重度の広汎性喫煙関連歯周炎

禁煙への行動変容ステージ[*2]は、無関心期であり、禁煙を促すも1日15本程度の喫煙が続いた。歯周基本治療、歯周外科治療、矯正治療および補綴治療により、急性炎症は消退し、主訴である咀嚼障害は改善されたが、喫煙は継続していた。そのため、歯周ポケットは再発し、再歯周外科手術、抜

---

*1　ブリンクマン指数：Brinkman index／パックイヤー：pack-years（1日の箱数×年数）[10, 11]
　喫煙が人体に与える影響は、それまでに吸い込んだタバコの煙の総量と密接に関係する。そこで、1日あたりの平均喫煙本数と喫煙年数をかけあわせたものをブリンクマン指数として、その目安としている。たとえば、1日1箱（20本）のペースで、20年吸い続けた場合のブリンクマン指数は、20（本）×20（年）＝400となる。また、パックイヤーは、1日に何箱のタバコを何年間吸い続けたかをかけ合わせて計算し、1日○箱×年数で、1×20（年）＝20となる。
　以前の医科における禁煙治療の1要件として、ブリンクマン指数200以上となっていた。しかし、問題点として、若年者がこの要件を満たせないため、保険適応外であった。そこで、2016年4月の診療報酬改定で、ブリンクマン指数200以上という規程がなくなり、34歳以下の若年者にも保険適用されることになった。
　ブリンクマン指数が400を超えると肺がん、1,200を超えると喉頭がんのリスクが高くなり、たとえ数値が高くても、タバコをすぐにやめるとこれ以上数値は上がらないこと、あきらめないことを伝える。

*2　禁煙への行動変容ステージ[20]
　禁煙への行動変容ステージは、喫煙者が禁煙にまったく関心がないステージ（無関心期）、すぐには禁煙することを考えていないステージ（前熟考期）、禁煙することを考えているステージ（熟考期）、禁煙を試みようとしているステージ（準備期と実行期）の4つの禁煙への行動変容ステージに分類される。問診票により、無関心期から準備期のどのステージにあるかを確認し、禁煙を開始した場合は、実行期（禁煙して6ヵ月未満）、維持期（禁煙して6ヵ月以上）と推移する。

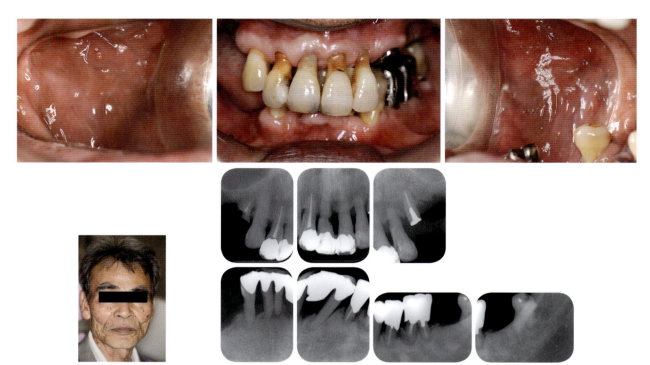

図❽　喫煙継続の所見（2011年10月、初診から27年後）、デンタルＸ線写真（2013年２月）

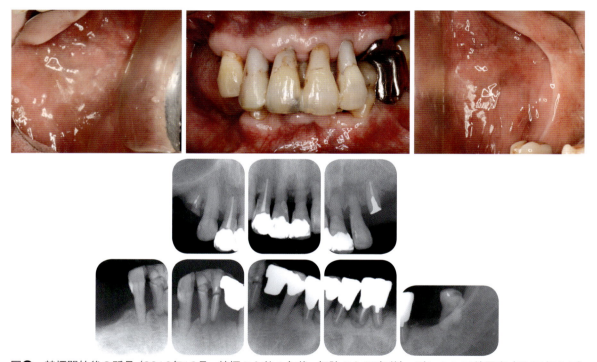

図❾　禁煙開始後の所見（2016年10月、禁煙から約１年後、初診から32年後）、デンタルＸ線写真（2015年１月）

歯を繰り返した。30年近くが経過し、現在歯数は、26歯から13歯となっていた（図８）。

しかし、79歳時（2015年）に肺がんが見つかり、摘出手術時に禁煙せざるを得ない状況になり、以後禁煙継続中である。禁煙後約１年で、長年懸念していた嗄声や頬粘膜の黒褐色の着色性変化は、きれいに消失している（図９）。

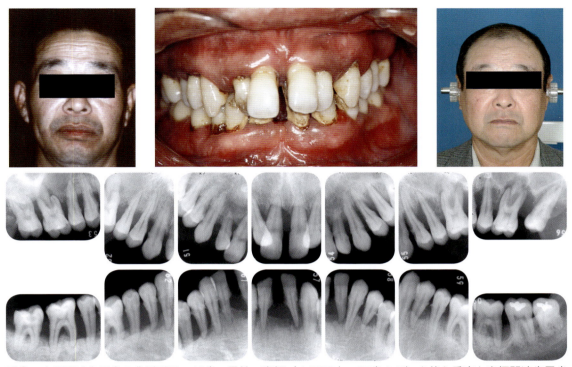

図⓾　喫煙関連歯周炎の典型所見。40歳・男性。喫煙（1日20本、20歳より）を伴う重度な喫煙関連歯周炎患者の初診時の口腔内写真とデンタルX線写真（1983年4月）。喫煙に起因して歯周組織の重度な破壊が進行していた。また、健診で糖尿病の精査を促されていた（右上顔貌写真は、禁煙20年後〔2004年12月〕）

症例2　禁煙に成功した症例（図10）[21]

患者：40歳、男性
初診日：1983年4月
主訴：歯肉の疼痛、腫脹
喫煙歴：1日20本（20歳より）⇨ブリンクマン指数400、パックイヤー 20
現病歴：若いころより歯は丈夫で、歯科医院に通院したことはなかった。しかし、20歳代から歯肉出血を自覚し、30歳代になると歯肉の腫脹や疼痛、歯の動揺、移動などの症状に苦渋するようになっていた。放置するも同症状は著しくなり、某歯科医院を受診した。投薬、除石などの処置を受けたが症状は緩解せず、ブラッシング時や咀嚼時にかなり支障を来すようになってきていた。

さらに、38歳ごろ 1|1 および |7 が自然脱落するに至った。その後も同症状を繰り返すため、某歯科医院を訪れたところ、全顎抜歯後に総義歯と宣告されたため、本学歯周病科を紹介され来院した。
既往歴：20歳代より、時々尿糖を指摘され糖尿病の精査を促されたが放置していた。30歳代後半に、2度の尿路結石の既往をもつも、投薬治療により現在は完治している。また、顎関節部の典型症状はないものの、35歳ごろより頸部から肩背部にかけてのこりや運動障害のため、五十肩症候群と診断されていた。さらに、頭痛、耳鳴、不眠、全身疲労感、倦怠感、イライラ感などの不定愁訴を訴えていた。その他には特記すべき全身既往はなかった。なお、仕事上、ストレスがたまりやすく、生活も不規則になることが多く、過度の飲酒習慣があった。
歯周病診断：重度の広汎性喫煙関連歯周炎

患者の禁煙への行動変容ステージは、関心期であったが、「40歳で全顎抜歯後、総義歯」となる事態はなんとしても避けたいという強い要望があった。そのため、喫煙による歯周病進行への悪影響を説明するだけで、「歯を抜かないで済むなら」という願望のため、すぐに禁酒、禁煙を実践した。

歯周基本治療を行い、再評価後、歯周組織の炎症は改善され、歯周外科手術（フラップ手術、遊

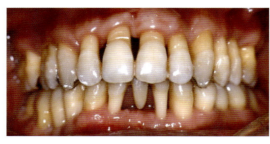

図⓫a 禁煙から1年6ヵ月後。禁酒、禁煙を実践し、歯周外科治療、矯正治療を含めた歯周治療を行った。歯肉メラニン色素沈着は自然に消失し、歯周組織は著しく改善された

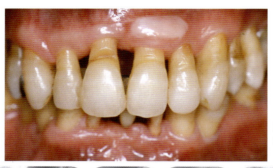

図⓫b 禁煙による歯周組織の変化。禁煙から約22年後（2005年）。糖尿病を発症することなく、著しく破壊されていた歯槽骨も改善し、良好に経過した

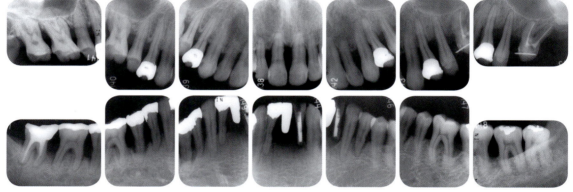

離歯肉移植術、歯根端切除術）に移行した。禁煙後約1年で、歯肉メラニン色素の沈着は消失し、再評価後、矯正治療、保定、補綴処置を行い、動的治療約2年後、サポーティブペリオドンタルセラピー（SPT）に移行し、約20年間糖尿病を発症することもなく、良好に経過した（**図11**）。「全顎抜歯後、総義歯」と宣告されたが、6年後に|8、20年後に|6の口蓋根の抜歯以外は、25歯が現存した（残念ながら、その後、不慮の事故で死去された）。

喫煙患者に対して、もし歯科医師や歯科衛生士が何も言わずに、患者がそのまま喫煙を続けたら、う蝕や歯周病は進行、再発し、将来肺がんなど喫煙関連疾患になる可能性があった。本症例もそのまま喫煙を続けていたら、すべての歯を喪失し、悪い生活習慣は変わらず、糖尿病を発症して、10年ほどで合併症が併発し、家族は受動喫煙症に罹患していた可能性も考えられた。禁煙は人生の大きな転機であり、周囲への影響も想像以上である。

受動喫煙による歯周組織への悪影響

小児、胎児に及ぼす受動喫煙の影響として、気管支喘息などの呼吸器疾患、中耳疾患、胎児の発育異常、乳幼児突然死症候群、小児の発育・発達と行動への影響、小児がん、さらに注意欠陥多動性障害（attention-deficit hyperactivity disorder：ADHD）などの危険因子となることが明白となっている。

しかし、小児だけでなく、受動喫煙による成人の口腔、とくに歯周組織への影響に関する事実は、喫煙と同様に歯周病のリスクであるが、報告論文も喫煙との関係に比べて少なく（**表4**）、あまり一般的には認知されていない[18]。

表❹ 受動喫煙の歯周病への影響についての報告

報告者/報告年	調査期間・対象者・国	対象	関連性の評価結果
Arbes et al. 2001	1988〜1994年 ・第3回米国保健栄養調査・米国	6,611名（18歳以上）	家庭や職場で副流煙にさらされている成人非喫煙者（受動喫煙）の歯周病のリスクが57%上昇（補正したオッズ比〔OR〕1.57、95%信頼区間〔CI〕1.15〜2.16)
Yamamoto et al. 2005	2003年 ・大阪の勤労者・日本	273名（男性236名、女性37名、18〜62歳）	歯周炎のリスクは、受動喫煙により3倍（補正した OR 2.9、95% CI 1.1〜7.8)
Erdemir et al. 2010	期間不明・大学病院の小児歯科通院患者・トルコ	小児109名（6〜12歳、平均9.9歳）	GI、PD、BOPに有意な差異はなかったが、CALにおいて受動喫煙曝露群が、わずかにより有意にロスしていた
Sanders et al. 2011	1987〜1989年 1996〜1998年 ・アテローム性動脈硬化に関する研究・米国	2,739名（53〜74歳）	歯周炎のリスクは、受動喫煙の曝露が週25時間以内では30%上昇（補正した OR 1.3、95% CI 1.0〜1.7）曝露が週26時間以上では、2倍（補正した OR 2.0、95% CI 1.2〜3.4)
Ueno et al. 2015	1990年、2005年 ・多目的コホートに基づくがん予防など健康の維持・増進に役立つエビデンスの構築に関する研究（JPHC研究）・日本	1,164名（男性552名、女性612名）	男性では、喫煙者の歯周病のリスクは受動喫煙経験のない非喫煙者の約3.3倍 重度の歯周病へのリスク： 家庭のみで受動喫煙経験のある非喫煙者では約3.1倍。家庭および家庭以外の場所で受動喫煙経験のある非喫煙者では約3.6倍

喫煙、受動喫煙と歯肉メラニン色素沈着

　喫煙や受動喫煙による生体防御反応として、歯肉メラニン色素沈着所見が現れ、継続により蓄積される（図12）。しかし、すべての症例で歯肉メラニン色素沈着が現れるわけではない。したがって、歯肉メラニン色素沈着があるから、喫煙者、受動喫煙ありと即断してはならない。日本人男性317名を対象とした調査結果[22]によると、歯肉メラニン色素沈着が認められたのは、喫煙者の82%、前喫煙者の51%、非喫煙者の29%であった。なお、1993年時の報告のため、前喫煙者や非喫煙者のなかに受動喫煙による歯肉メラニン色素沈着が含まれている可能性がある。

　すなわち、喫煙者では歯肉メラニン色素沈着が認められる確率はかなり高いが、すべてではない。歯肉メラニン色素沈着が認められない喫煙者もいる。一方、非喫煙者でも受動喫煙による歯肉メラニン色素沈着がみられる場合もあるが、受動喫煙があっても歯肉メラニン色素沈着がないこともある。審美的な理由で歯肉メラニン色素沈着の改善の要望があれば、歯肉メラニン色素沈着除去手術を行う（図13）。

　歯肉メラニン色素沈着の詳細な機序は、現時点では不明であるが、個人の生体防御反応の差異、人種差（図14）、紫外線、金属の埋入（図15）、遺伝的背景（ニコチンを代謝する酵素が欠損した人がいる）などが考えられる。また、一般的に喫煙や受動喫煙がなくなれば、時間依存的に喫煙の影響は消失していくが、受動喫煙に起因したと思われる歯肉メラニン色素沈着は、残存し続ける症例もあり、その機序も不詳である（図16）。

　受動喫煙による歯肉メラニン色素沈着は、喘息やアレルギー疾患のような他の臓器や疾患に及ぼす影響とは異なり、歯科医師や歯科衛生士と患者にとって、お互いに発見しやすく、見やすい部位にあるという点が特徴である。

まとめ　禁煙のもたらすもの！

　う蝕や歯周病、歯列不正などで訪れた歯科医院や病院歯科での禁煙支援は、現時点で患者は、「歯科でまさか禁煙支援!?」と想定していないだけに

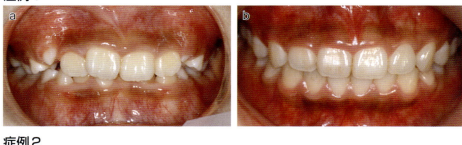

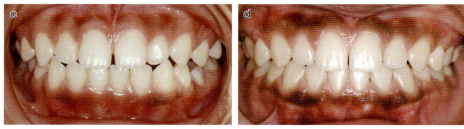

図⓬ 受動喫煙と歯肉メラニン色素沈着。父親の喫煙に起因すると思われる歯肉メラニン色素沈着の継時的推移。およそ10年間の受動喫煙の蓄積により、歯肉メラニン色素沈着が濃く、分布の広がりが見られた
〔症例1〕a：10歳・女児、b：23歳・矯正治療後、歯肉の形態異常（gummy smile）の改善を訴えた。〔症例2〕c：13歳・女子、d：22歳・矯正治療を終えた（資料：酒井 優先生提供）

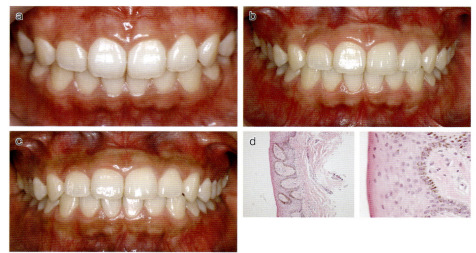

図⓭ 歯肉メラニン色素沈着除去後の推移。図12の症例1：歯肉の形態異常（gummy smile）に対する歯肉整形術と受動喫煙に起因すると思われる歯肉メラニン色素沈着の切除を行った。a：術後1ヵ月。メラニン色素が消失し、生理的な歯肉形態が確立された。b：術後約1年。生理的歯周組織が維持されている。c：術後約2年。父親の喫煙が継続していたため、歯肉メラニン色素が再沈着し始めていた。d：病理組織学的には、上皮が錯角化し、基底細胞にメラニン色素の過剰沈着が観察された

重要である。

たとえば、歯科医院を訪れた患者が一人、歯科での禁煙支援をきっかけとして、禁煙に成功したとする。もちろん、危険因子となっていた歯周病は改善され、口腔がんのリスクは減少し、味覚が正常となり、楽しい食生活となる。しかし、それだけではない。口腔以外のすべての臓器も、同様に危険因子がなくなることで、いろいろな病気のリスクが減少する。さらに、同居する家族、友人、職場、道ですれ違う不特定多数の人々などの受動喫煙、三次喫煙もなくなり、たった一人の禁煙が計り知れないメリットをもたらす。いままで口腔

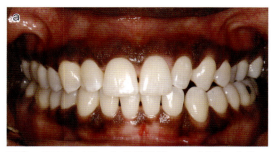
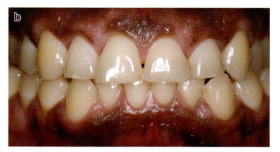

図⓮　歯肉のメラニン色素沈着。a：34歳・女性。アフリカ系米国人、非喫煙者。主訴：臼歯部歯肉からの出血。b：37歳・男性。ヒスパニック系米国人、非喫煙者。主訴：上顎歯肉の腫脹（資料提供：コネチカット大学歯学部　口腔衛生・診断科学講座　歯周病学部門　講師　祖父江尊範先生）

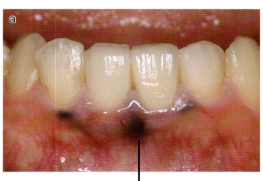
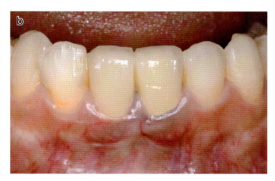
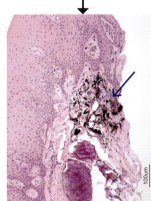

図⓯　歯肉のメラニン色素沈着（メタルタトゥー）。a：20歳・女性。13歳ころの下顎中切歯被覆冠のための歯の形成時に金属片が埋入したものと思われた。b：埋入した金属片を含んだ周囲歯周組織を切除してから4年後の口腔内。歯頸部に軽度の歯肉炎症はみられるが、歯肉のメラニン色素沈着は消失している。病理組織学的には、金属片が上皮下の結合組織（青矢印）、一部、骨内にまで埋入が観察された

第1章　生物学的な要因はこれだ

の病気の危険因子で、このような波及効果のあるものはない。

　タバコから「大切な人だけでなく、その周囲を守る」ため、歯科医院における禁煙支援をはじめとした歯周基本治療が重要である。

【参考文献】

1) Ikeda N, Inoue M, Iso H, Ikeda S, Satoh T, Noda M, Mizoue T, Imano H, Saito E, Katanoda K, Sobue T, Tsugane S, Naghavi M, Ezzati M, Shibuya K.: Adult mortality attributable to preventable risk factors for non-communicable diseases and injuries in Japan: a comparative risk assessment. PLoS Med, 9(1) :e1001160, 2012.
2) 片野田耕太：受動喫煙と肺がんについての包括的評価および受動喫煙起因死亡数の推計．厚生労働科学研究費補助金循環器疾患・糖尿病等生活習慣病対策総合研究事業「たばこ対策の健康影響および経済影響の包括的評価に関する研究」平成27年度総括・分担研究報告書，6-17，2016.
3) WHO：Tobacco Free Initiative, Parties to the WHO Framework Convention on Tobacco Control, http://www.who.int/tobacco/en/, http://www.who.int/fctc/signatories_parties/en/, Accessed for Jan 13, 2017.
4) 厚生労働省：平成27年国民健康・栄養調査結果の概要．http://www.mhlw.go.jp/file/04-Houdouhappyou-10904750-Kenkoukyoku-Gantaisakukenkouzoushinka/kekkagaiyou.pdf, Accessed for Jan 13, 2017.
5) ノバルティス ファーマ株式会社：ニコチン依存症の保険適用後1年間の喫煙・禁煙事情．http://mhlab.jp/calendar/seikatsusyukanbyo_01/2007/05/001521.php, Accessed for Jan 13, 2017.

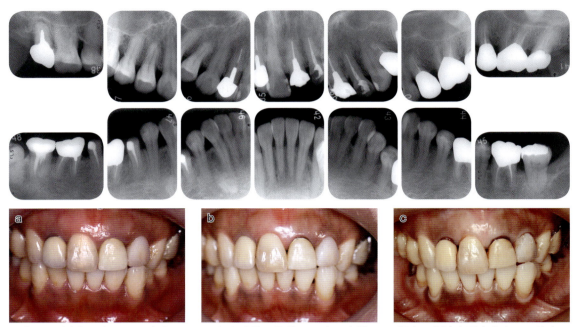

図⓰ 受動喫煙に起因する歯肉メラニン色素沈着の推移。42歳・女性。a：軽度の慢性歯周炎患者の口腔内とデンタルX線写真（1999年4月）。喫煙に起因する歯肉のメラニン沈着が認められるが、喫煙歴はない。しかし、1988〜1999年の間の職場における受動喫煙の影響が考えられた。1999年より、職場の禁煙化により、受動喫煙の影響は回避され、歯肉のメラニン沈着は徐々に消失傾向にあった。しかし、歯肉のメラニン沈着の顕著な消失はみられない。その後、約6年（2005年3月：b）、17年（2016年11月：c）と経過し、歯周組織の炎症改善に伴い、歯肉のメラニン沈着は消失傾向にあるが、完全な消失には至っていない

6）中央社会保険医療協議会：診療報酬改定結果検証にかかわる特別調査（平成19年度調査）ニコチン依存症管理料算定保険医療機関における禁煙成功率の実態調査報告．http://www.mhlw.go.jp/shingi/2008/07/dl/s0709-8k.pdf, Accessed for Jan 13, 2017.

7）中央社会保険医療協議会：診療報酬改定結果検証にかかわる特別調査（平成21年度調査）ニコチン依存症管理料算定保険医療機関における禁煙成功率の実態調査報告．http://www.mhlw.go.jp/shingi/2010/06/dl/s0602-3i.pdf, Accessed for Jan 13, 2017.

8）総務省統計局：人口推計（平成27年6月確定値，平成27年11月概算値）（2015年11月20日公表）．http://www.stat.go.jp/data/jinsui/new.htm, Accessed for Jan 13, 2017.

9）稲垣幸司：かかりつけ歯科医がはじめる禁煙支援入門．デンタルダイヤモンド，41(7)：59-74, 2016.

10）藤原久義，阿彦忠之，飯田真美，加治正行，木下勝之，高野照夫，高橋裕子，竹下彰，土居義典，友池仁暢，中澤誠，永井厚志，埴岡隆，平野隆，伊藤隆之，小川久雄，望月友美子，吉澤信夫，川上雅彦，川根博司，神山由香理，柴田敏之，蘭潤，坪井正博，中田ゆり，中村正和，中村靖，松村敬久，大和浩，島本和明，代田浩之，日本口腔衛生学会，日本口腔外科学会，日本公衆衛生学会，日本呼吸器学会，日本産婦人科学会，日本循環器学会：循環器病の診断と治療に関するガイドライン（2003-2004年度合同研究班報告）禁煙ガイドライン．Circ J, 69 (Suppl. IV)：1005-1103, 2005.

11）日本禁煙学会：禁煙学 第3版．南山堂，東京，2014.

12）加濃正人：ニコチンの心理的依存．日ア精医誌，15：3-14, 2008.

13）神奈川県内科医学会：禁煙医療のための基礎知識 第1版改訂版．中和印刷，東京，2006.

14）磯村毅：新依存症のカラクリ 第1版．東京六法出版，東京，2016.

15）稲垣幸司：歯科衛生士のための Quint Study Club プロフェッショナルケア編③ 歯科から発信！あなたにもできる禁煙支援 第1版．クインテッセンス出版，東京，2012.

16）沼部幸博：歯周組織に対する喫煙の影響．日歯周誌，45(2)：133-141, 2003.

17）大森みさき，両角俊哉，稲垣幸司，横田誠，沼部幸博，佐藤聡，伊藤弘，王宝禮，上田雅俊，山田了，伊藤公一：喫煙の歯周組織に対する影響．日歯周誌，53(1)：40-49, 2011.

18）稲垣幸司，高阪利美：歯周病とタバコ，尾崎哲則，埴岡隆，歯科衛生士のための禁煙支援ガイドブック，第1版，医歯薬出版，東京，2013：10-13.

19）稲垣幸司，村瀬元康，箕浦伸吾，鈴木美樹，牧英次郎，天埜克彦，塚本由美，渡辺いく子，野口俊英：咬合崩壊を伴う重度の成人性歯周炎症例の長期臨床経過．日歯周誌，38(4)：538-549, 1996.

20）Prochaska JO, Velicer WF.: The transtheoretical model of health behavior change. Am J Health Promot, 12(1)：38-48, 1997.

21）稲垣幸司，大野友三，宮島邦彰，野口俊英：重度な歯周炎による咬合崩壊の再構築が不定愁訴に及ぼす影響．全身咬合，1：118-122, 1995.

22）埴岡隆，田中宗雄，玉川裕夫，雫石聰：喫煙習慣が関係する歯肉メラニン色素沈着の疫学的研究．口腔衛生誌，43(1)：40-47, 1993.

口呼吸と歯周病

福岡県・みらいクリニック **今井一彰** Kazuaki IMAI

口呼吸の弊害

1. 注目される口呼吸

口呼吸あるいはその弊害に関する情報が増えてきている。昨今では一般マスコミにもよく取り上げられるようになった。呼吸は、われわれがこの世に生を受けてから去るまで、一生の間絶え間なく営まれるものであり、生きることはすなわち「息る」ことである。本項では、日常診療で見落とされやすい呼吸と歯周病の関係について取り上げる。

2. 呼吸総論

呼吸とは酸素を取り込み、二酸化炭素を排出することであり、われわれは2つの呼吸を行っている。体外から呼吸器系を通して行う外呼吸と、体内で血液を介して細胞レベルで行われる内呼吸である。ここで問題となる口呼吸は、外呼吸の一形態である。

口腔は、本来呼吸器系ではなく消化器系なのだが、鼻閉時や潜水後など気道のバイパス(代替経路)としての役目をもっているし、発声時は口から呼息する。そのため口腔は、消化器・呼吸器の2つの役目をもっているともいえる。

口呼吸とは、「呼気、吸気のどちらか一方でも口から行う呼吸様式」であり、筆者はそれに加えて「常時開口状態における口唇閉鎖不全」も含めている。この観点からも歯科医療の果たす役割は大であり、呼吸について知識をもつことは大切である。

3. 外呼吸の生理

成人男性では、安静時の一回換気量が約500mL、一分間の呼吸回数は12〜15回であり、分時換気量は6,000〜7,000mL、一日の呼吸回数は約2万回に達し、換気量は1万Lを越える。運動時には分時換気量は著明に増大し、時に100Lを越える。通常、呼吸は鼻道を通して営まれ、空気は外鼻孔から体内に入り、上気道から気管、気管支へと送り込まれ、その後23回の分岐を経て肺胞へと届けられる。肺胞や呼吸細気管支で酸素摂取と二酸化炭素排出が行われる。

気管支粘膜には、多列線毛円柱上皮が広く分布し、その周囲を気管支平滑筋が取り囲んでいる。上皮にある線毛は乾燥空気により萎縮して、異物除去能低下などの機能障害を引き起こす。また、寒冷空気刺激により、気管支平滑筋が攣縮し、喘息発作を誘発することもある。これらは外気の加温・加湿作用が劣る口呼吸より、それに勝る鼻呼吸のほうが体によりよいものという理由になる。

呼吸器系としての口腔

1. 鼻呼吸ができない場合

分時換気量が約30Lに増えると、より気道抵抗が少なく、多量の空気を取り込める口呼吸に移り変わる。その他、気圧変化、飲酒などで鼻粘膜の腫脹や充血、アレルギー性鼻炎や鼻腔腫瘍などの鼻疾患により鼻閉を引き起こし、鼻を気道として用いることができない場合は、口が代替経路となり、ガス交換に関して満足のいくバイパスを提供している。ただし、口腔からの換気の場合は、加温・加湿、異物除去に劣った空気を体内に取り込むことになる。

口腔は呼吸器としての役割を担うが、それは本

```
保護者申告
Warwick              19%        54人幼児
Humphreys ら         21%        1,033人幼児

耳鼻科医、歯科医診察
Bäckströme ら        47%        115人学童
石川ら                約40%       136人学童
```

図❶　口呼吸児童の割合

```
■鼻性口呼吸
①鼻甲介の充血や腫脹
  アレルギー性鼻炎、気象条件、慢性鼻炎、副鼻腔炎、
  鼻茸、萎縮性鼻炎、鼻中隔弯曲症、腫瘍性変化、（先
  天性後鼻孔閉鎖）
②咽頭の問題
  病的アデノイド、口蓋扁桃肥大
■口腔性口呼吸
  歯列不正、口輪筋虚弱、舌小帯短縮、舌習癖
■その他
  習慣性口呼吸（ポカン口）、睡眠態癖、気象条件
```

図❷　口呼吸の原因

来の目的ではなく、あくまでも一時的な用途であると認識すべきである。

2．口呼吸の疫学

口呼吸による障害は、どの程度の頻度で現れるのであろうか。幼児を対象にした研究で、保護者からの申告では約20％に口呼吸が認められる。ところが、小学校高学年を対象にした専門家の診察では、その割合が倍以上の半数弱に達する。

おそらく現代では、もっと高くなっていると推察される。今後は積極的に耳鼻科や歯科の専門家が、口呼吸を診断することも必要だろう（図1）。

3．口呼吸の分類

原因別に口呼吸を分類してみると、図2のようになる。大きく鼻性、口腔性とに分けられるが、その他の要因として、特段の疾患的誘因のない習慣性のもの、環境変化によっても口呼吸を呈する。

「鼻呼吸障害＝口呼吸」とはならないことに注意されたい。鼻呼吸障害がなくとも、口呼吸というケースが多く存在するからである。たとえば、何らかの作業に集中しているときも口呼吸になりがちである。さらに、それらが恒常的か一時的かに分けられ、上気道炎による鼻閉のための口呼吸は、「一時的鼻性口呼吸」と表現できよう。

4．見落とされる生活習慣としての口呼吸

口呼吸に含まれないものに、会話や歌唱などがある。発語はごく特殊な場合を除いて、呼気によって行われる。そして、会話の息継ぎでは、口からの吸気となりやすい。試しに発語後に、吸気を鼻から行い、また発語をしてみるとよい。これは、かなり意識的に行わなければならないし、話のリズムが途切れてしまう感覚に陥る。口呼吸、鼻呼吸の振り分けは、口蓋帆（軟口蓋）の動きによって行われる。口蓋垂の動きを意識しながら、呼吸、発語をしてみるとそれがよくわかる。

筆者を例に挙げると、朝、一日の診療が始まってからその日の診療が終わるまで、患者指導、他人とのコミュニケーションなどで、絶えず会話をしている状態である。これは無意識下の慢性口呼吸状態にあるといえる。

5．気道抵抗の存在意義

気道抵抗は、外鼻孔から内鼻孔間で8割程度を占めるといわれる。口呼吸では、それを「ショートカット」できる、すなわち気道抵抗が少なく、「楽」なのである。歯科医療従事者は、就業中はマスクをしていることが多い。マスクは防塵性能が向上するにつれ、呼吸努力も必要とされる。すると、より気道抵抗の少ない口呼吸に陥る可能性が高くなる。

生体の防塵機能を篩いにたとえると、鼻呼吸は目の細かい篩いであろう。目の粗い篩い（口呼吸）と比すると、防塵には優れるが、ふるい落とすには労力がかかる。ではこの労力（気道抵抗）には、どのような意味があるのだろうか。

擬似的な口呼吸として、気管切開の際に横隔膜

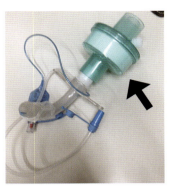

図❸　人工鼻

表❶　口呼吸の為害性

■ 医科的問題
慢性気管支炎、気管支喘息、慢性扁桃炎 情動不安、鳩胸、睡眠時無呼吸症
■ 歯科的問題
歯周病（歯肉炎、歯周炎） 顎骨発育不全、う蝕、歯列不正

がどう動くかをモニタすると、浅く速い呼吸になる。この気管切開チューブにあるものを装着すると横隔膜が大きく動き、深くゆっくりとした呼吸になる。それは、人工鼻（図3）である。人工鼻の役目は、空気の加温・加湿であるが、気道抵抗が高まるために吸気努力は大きくなる。そのため、横隔膜を大きく動かし、ゆったりと深く呼吸することになる。

鼻呼吸は、面倒で疲れるため、小児や高齢者ならずとも知らず知らずのうちに、楽な口呼吸に陥ってしまうことを知る必要がある。

口呼吸の診断とその為害性

1．口呼吸の診断

口呼吸は自覚していない場合も多く、その際は他覚所見が重要となる。鼻息計検査、鼻腔通気度検査などの生理学的検査の他、セファログラム、X線軟部撮影といった画像診断も有用である。

また、より簡便な身体所見として、口唇閉鎖困難（オトガイ筋の緊張も含む）、口唇乾燥、上顎前突、開咬、口呼吸線、堤状隆起、口蓋扁桃肥大、口蓋垂反射消失が挙げられる。なかでも前6つの徴候は、視診で簡単に確認できるため重宝する。

2．口呼吸の為害性

口呼吸によって、あきらかに引き起こされる心身の変化を表1に示す。情動不安は、副鼻腔炎や慢性鼻炎によるaprosexia nasalis（鼻性注意障害）と表現される。鼻閉による口呼吸であれば、睡眠の質も低下するため、気分障害、日常活動性低下などQOLが低下する。その他、アレルギー性疾患などが挙げられるが、口呼吸が免疫異常に至る詳しいメカニズムの一つとして、慢性扁桃炎の惹起が挙げられる。

反復する慢性扁桃炎は、口呼吸だけでなく、喫煙、塵埃曝露などによっても起こる。その症状は、咽頭痛や後頭違和感、口臭といった軽微なものもあるが、病巣感染症（病巣疾患）の原病巣となり、掌蹠膿疱症、胸肋鎖骨過形成症、IgA腎症、SAPHO症候群などを引き起こすことがある。

口呼吸と歯周病についての文献的考察

1．口呼吸と歯周病の関係

歯周病を悪化させる原因の一つとして、口呼吸が挙げられるが、あまり重要視されることはない。これまでに口呼吸は、歯垢や歯石などと同様に歯肉の炎症を惹起することがわかっており、口呼吸が歯周組織に及ぼす影響も観察されている。口呼吸と歯周病の関係について、文献的考察をしながら考えてみたいと思う。

1）口呼吸時の歯肉の病理学的変化に対する研究

まず、福田の1972年[1]に発表されたものを取り上げる。この論文の特徴は、従来の動物実験と違って、「真性口呼吸」を作り出したところにある。ラットを用いて、口呼吸群には外科的処置により

完全鼻閉塞の状態を作り上げた。しかも、実験期間中はラットが常時口を開いて完全口呼吸を行うように、毎日鼻孔の閉鎖状態を確認し、結紮が緩んでいれば、必ずこれを締めたという。

さらに、炎症歯肉に対する影響を調べるために、与える飼料も固形、粉末、流動飼料と三群に分けた。2週間の観察を行った後、それぞれの歯と歯周組織の標本を採取した。

対照群では、飼料グループ別の変化は認められなかった。一方、真性口呼吸群では、対照群と比して歯肉上皮の著明角化、内縁上皮の肥厚、血管拡張充血、円形細胞浸潤が増加し、対照群では認められなかった線維芽細胞増殖も認められた。なかでも対照群で45％に認められた上皮角化は、92％とほぼ全例に認めた。さらに真性口呼吸群では、著明な体重減少もあったという。

上皮角化自体は、粘膜乾燥を防ぐための生体反応と考えられるが、口呼吸が粘膜炎症の引き金になるかというとそうではなく、既存の炎症の増悪因子となると推察された。

また、徐らによる「歯肉炎の発生に対する口呼吸の影響」[2]では、口呼吸時の口腔内へ流入する空気の方向、速度は口唇や舌位置よりも上下前歯の植立角度や開口度、被蓋関係に強く影響され、とくに上唇や下唇が翻転して、前歯部の唇側歯肉が常時露出する場合には、同部が強い脱水乾燥を引き起こすことがわかった。これも局所免疫の低下に繋がり、歯周病の増悪因子となるであろう。

また、一連の研究から口呼吸の場合のプラーク形成は歯の切縁部分から急速に起こり、一方で鼻呼吸の場合は歯肉に近い部分からゆっくりと形成されることがわかった[3]。

2）口呼吸が歯周組織に及ぼす影響のメカニズム

次に、口呼吸がどのようにして、歯周組織に影響を与えるかについて考察してみよう。まず、口呼吸者の口唇、口腔内は乾燥した外気が流入出することにより、粘膜表面の脱水、乾燥、損傷が起こる。それが局所免疫力の低下を引き起こす。そこに従来より存在する（大多数の者に歯肉炎が存在することを思い出されたい）炎症に対して、増悪因子として働くというわけである。

口呼吸では当然口唇閉鎖不全となるが、口唇で被覆された歯肉部分はほぼ健全な状態に保たれ、外気に晒されている部分と明瞭な境界ができていることがある。これは口呼吸線とも呼ばれる。

また乾燥に伴って、唾液による口内環境の緩衝作用、免疫力の維持も失われてしまう。口呼吸の後では、含嗽後の含嗽水中の細菌数が3〜4倍に増加するともいわれている。さらに絶えず口腔内が乾燥している状態では、歯石、歯垢の形成が促進される。

以上のことから、口呼吸は歯周組織に対して悪影響を与えていると考えられる。

歯周治療における鼻呼吸推進の位置づけ

前述のように口呼吸は、歯周病における増悪因子となる可能性があり、治療の一環として口呼吸防止が勧められる。それでは、実際にヒトの場合ではどうだろうか。

現在販売されている歯周病関連の専門書、一般書を紐解いても、「口呼吸」という言葉が出てくることはほとんどない。口臭に関してはページを割いているが、「呼吸」という語句さえも出てくることは珍しい。また、歯周病の3つの因子として挙げられる微生物因子、環境因子、生体因子のなかで、呼吸を挙げている書籍を見つけることはほとんどない。

呼吸は、通常無意識に行っている。そして口呼吸は、鼻呼吸と比べて気道抵抗が低いため、どうしても口呼吸に陥りやすくなってしまう。呼吸運動は、随意神経と不随意神経（自律神経）の二重支配を受けており、この点が随意筋で行われる咀嚼などとの違いである。日常生活のなかで呼吸運動を絶えず意識している人はいないであろう。就寝中は、自律神経支配により適切な呼吸運動が行われるようになっている。

そのため呼吸の問題は、増悪因子・病因として

表❷　抗CCP抗体は早期RA診断に有用（大村浩一郎：早期診断における血清検査，Medical Practice, 27：2025-2028, 2010より引用改変）

	感度	特異度
リウマトイド因子（RF）	59%	77%
抗CCP抗体	62%	92%

表❸　ACR/EULAR 分類基準（2010年）

A　罹患関節		
大関節1ヵ所	0	肩、肘、股、膝、足
大関節2～10ヵ所	1	
小関節1～3ヵ所	2	PIP、MCP、2-5MTP、Wrist
小関節4～10ヵ所	3	
11ヵ所以上（1ヵ所以上の小関節）	5	顎、胸鎖、肩鎖関節含む
B　血清学的検査		
RF（−）、抗CCP抗体（−）	0	
いずれか低値陽性	2	
いずれか高値陽性	3	基準値の3倍以上
C　急性期反応物質		
CRP 正常　ESR 正常	0	
いずれかが異常	1	
D　症状の持続		
6週未満	0	
6週以上	1	

6点以上でRAと分類する

見落とされやすく、しばしば放置されてしまう。9～11歳の子ども676人について調べると、重度歯肉炎に罹患している者の多くに口呼吸が認められたり、歯科医院を受診した患者の33.5％が慢性口呼吸という報告[4]もあるが、これらもあまり問題にされることはない。

歯石が付着しやすい患者に対して、ブラッシング指導も大切であるが、より根本的な問題で、そして見逃されやすい口呼吸状態のチェックが肝要である。

関節リウマチと歯周病

1．関節リウマチとは

関節リウマチ（以下、RA）は、人口の約1％弱が罹患しているといわれており、日本でも80万人程度の患者がいると推定される。好発年齢は30～50歳の女性で、男女比は1：4～5程度である。

発症要因としては、遺伝的素因の他にストレスや感染など多因子が挙げられる。なかでも歯周病との関連は注目されており、多くの関節リウマチ患者には、中等度から重症の歯周病が認められる。

2．歯周病原細菌と蛋白シトルリン化

Porphyromonas gingivalis（*P.g.*）は、異常な免疫反応などにより、関節破壊を起こすと考えられるほか、関節液内での影響が示唆されること[5]から、RA治療では、口腔病変コントロールが大切[6]である。きちんとした口腔ケアのために、歯科への定期受診は欠かせない[7]。

歯周病とRAの重症度には、深い関係がある[8]といわれており、RA患者の治療にあたっては、時として口腔病変の精査も念頭におく必要がある。

RAの診断にあたっては、リウマトイド因子（RF：Rheumatoid Factor）よりも感度、特異度の高い抗環状シトルリン化ペプチド抗体（Anti cyclic citrullinated peptide antibody：抗CCP抗体）が有用である（表2）。

抗CCP抗体発現の原因として、遺伝素因では遺伝子エピトープとの関連がいわれ、環境因子では歯周病原細菌による歯肉蛋白質のシトルリン化が挙げられる。抗CCP抗体は、RA症状発現前から血中に見い出される。抗CCP抗体は、ACR/EULAR分類基準（2010年）でも、RAと他疾患の分類に採用された（表3）。

*P.g.*は、口腔内細菌のなかでも、唯一PAD（peptidil arginine deiminase）が発現している。これはヒトの蛋白質を構成するアミノ酸であるアルギニンを、シトルリンに変える酵素である。シトルリンは、哺乳類では広くみられるアミノ酸の一種であるが、ヒトでは遺伝子コドンがない。

つまり、シトルリンは、遺伝子転写、翻訳など一連の蛋白質合成過程で、基材としては使用され

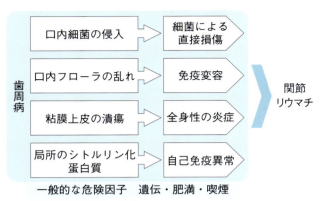

図❹ RAと歯周病のかかわり（nature MI5（2）：112-120, 2012から引用改変）

表❹ 患者（33歳・女性）の抗CCP抗体、CRPの変化

	初診	6M	9M	14M	20M	64M
抗CCP抗体	57.5	47.8	43.6	27.3	15.7	10.0
CRP	1.6	0.05↓	0.05↓	0.05↓	0.05↓	0.05↓

抗CCP抗体基準値4.5U/mL以下
CRP基準値（0.3mg/dL以下）

ない。よって、シトルリン化蛋白質は、PADによる酵素反応のみで生成されるのである。

シトルリン化蛋白質は、その高次構造に著しい変化が起こり、生体から異物として認識されるため抗原化し、抗シトルリン化蛋白抗体が産生される。

RAは、人体の関節を構成する滑膜に炎症が起こり、滑膜増殖からさらに軟骨や骨が破壊され、関節の変形が引き起こる。正常の滑膜にはシトルリン化蛋白は存在せず、歯周病原細菌や機械的ストレスにより滑膜での蛋白シトルリン化が誘導され、炎症が起こると考えられている。

RAと歯周病は、慢性炎症に伴う組織破壊、リモデリングという点で類似しているのみならず、RA発症には歯周病が大きく関与している。RAと歯周病のかかわりを模式化すると、図4のようになる。前述した抗CCP抗体による自己免疫機序以外にも、いくつかの要因があることがわかり、RA治療におけるオーラルケアはその重要性というより、必須であることが読み取れるであろう。

ここで症例を提示する。

3. 症例

①患者：33歳・女性

現病歴：当院を受診する3ヵ月前から起床時数分で消退する手指の強ばりおよび右肘痛が起こったため、他院を受診したところ、RAと診断された。服薬を勧められたが、授乳中であったため断り、当院を受診した。既往歴には特記事項なし。

身体所見：右肘関節腫脹・圧痛あり。手指その他関節の変形、拘縮なし。

口腔内：歯肉腫脹や口臭など、一見して問題となるところは見当たらなかった。

治療経過：血中の抗CCP抗体は、57.5U/mLと強陽性であった。ACR/EULAR分類基準（2010年）では、7点でRAと診断した。疼痛は自制内であり、授乳継続希望もあったため、無投薬治療を選択した。

口呼吸防止と自宅での丹念なオーラルケアを心がけるよう指導したところ、すみやかな症状と検査値の改善をみた（**表4**）。受診半年後には、痛みはほぼ消失した。5年後も症状の発現はなく、抗CCP抗体は弱陽性であった。

考察：抗CCP抗体は、RA発症に10年ほど先立つという報告もある。しかし、その時点で経過観察ではなく、きちんとしたオーラルケアがなされていれば、本症例のように数年経過しても発症を抑えられる可能性がある。

では、投薬をせずにどうやって「治療」するのか。実は、産褥期、出産というのは口呼吸に陥りやすい。出産後のさまざまな不調と口呼吸は、密接に関係しているのではないかと推察しており、口呼吸対策が「治療」のスタートである。

②患者：56歳・女性

現病歴：来院の6年前にRAの診断を受け、近医で加療を受けていた。なるべく服薬量を減らしたいとの希望があり、当院を受診した。

表❺ 患者（56歳・女性）のCRP、RFの変化

	基準値	初診	2M	5M	7M	9M	14M
CRP（mg/dL）	0.00〜0.30	2.6	4.11	1.82	1.64	1.83	0.64
RF（IU/mL）	0〜15	31	47	44	54	40	33

内服薬：プレドニゾロン2.5mg、ジクロフェナク75mg、サラゾスルファピリジン250mg（いずれも1日量）、メソトレキセート14mg（毎週）
既往歴：特記事項なし。歯周治療を受けている。
身体所見：手指足指関節のスワンネック変形、MP関節の亜脱臼が数ヵ所。両側足関節の拘縮、両側肘、膝関節は変形による可動域制限あり。
口腔内：歯肉に腫脹、歯に食物残渣の付着を認めた。
治療経過：担当医からは、CRP低下、症状改善が認められないため、生物学的製剤の使用を勧められていた。歯科医院には定期通院しているといいながら、口腔内環境が不良なことは、一瞥して判断できた。歯科医院変更の提案を申し出たところ了承されたので、転院のうえ加療継続した。

検査結果の推移を表5に示す。14ヵ月経過時には、CRP0.64mg/dLと著減しており、投薬内容は、ジクロフェナク37.5mg（1日）、メソトレキセート10mg/週となり、プレドニゾロン、サラゾスルファピリジンは廃止できた。
考察：歯科の転院時には、PD10mm以上の歯が6本あったが、2ヵ月後には2本に減り、プラークの付着も著減した。1年後には、歯肉の色調も改善し、BOPもほぼなくなった。もちろん同時に口呼吸対策指導も行ったが、歯周治療の効果はてきめんであった。

おわりに

いままさにヒポクラテスの時代から数千年を経て、口腔と全身疾患の繋がりがよりいっそう明確になってきたといえる。とくに歯周病とRAの関連は、経験に理論が合致した典型例である。

筆者が口呼吸に着目できたのは、RA患者から発せられるある特有の匂いであった。振り返れば、まさにこれが歯周病の口臭であり、口腔と全身の繋がりを実感できた経験であった。

口腔内の湿潤な状態を保つには、まず口唇閉鎖である。口唇閉鎖時には、鼻呼吸をしている。なかなか改善しない歯周病をみたときには、口呼吸を一度疑ってみる必要がある。

【参考文献】

1）福田亨，他：ラットに実験的口呼吸を起こさせたときの歯肉の病理組織学的変化に関する研究．日本歯周病学会誌，14（1）：17-23，1972．
2）徐暁峰，他：歯肉炎の発生に対する口呼吸の影響．日本歯周病学会誌，25（3）：554-560，1983．
3）石川純，他：歯肉炎の発生に対する口呼吸の影響 特に口腔内の気流，細菌叢，組織像について．559科研費成果報告書，1985．
4）Alexander：Habitual mouthbreathing and its effect on gingival health. Parodontologie, 24（2）：49-55, 1970.
5）Martinez-Martinez RE, et al.：Detection of periodontal bacterial DNA in serum and synovial fluid in refractory rheumatoid arthritis patients. J Clin Periodontol, 36（12）：1004-1010, 2009.
6）Ortiz P, et al.：Periodontal therapy reduces the severity of active rheumatoid arthritis in patients treated with or without tumor necrosis factor inhibitors. J Periodontol, 80（4）：535-540, 2009.
7）Willershausen B, et al.：Oral hygiene, prophylaxis and therapy in patients with inflammatory rheumatic diseases. Z Rheumatol, 69（2）：117-120, 122-123, 2010.
8）Kobayashi T, et al.：Serum cytokine and periodontal profiles in relation to disease activity of rheumatoid arthritis in Japanese adults. J Periodontol, 81（5）：650-657, 2010.
9）Wegner N et al.：Peptidylarginine deiminase from Porphyromonas gingivalis citrullinates human fibrinogen and α-enolase: implications for autoimmunity in rheumatoid arthritis. Arthritis Rheum, 62（9）：2662-2672, 2010.

糖尿病患者の歯周治療時に歯科医師が留意すべきポイント

愛媛県・にしだわたる糖尿病内科 **西田 亙** Wataru NISHIDA

糖尿病患者で注意すべきポイント

糖尿病外来において、専門医が最も注意を払っている点は、大きく4つある。一つは、心筋梗塞や脳梗塞などひとたび発症すれば命にかかわる大血管障害。もう一つは、網膜症・腎症・神経障害など、10年前後をかけて徐々に進行する細小血管障害。3つめに医原性低血糖への配慮と防止。最後が、"易感染性"である。

易感染性とは、文字どおり「糖尿病患者は一般患者と異なり、容易に感染症を併発する」ことを意味している。実際、2014年に日本歯周病学会が発行した「糖尿病患者に対する歯周治療ガイドライン改訂第2版」[1]には、「糖尿病の易感染性を考慮した場合、抗菌療法の併用は、有効と考えられる」ことから「歯周炎を合併した糖尿病患者に対する歯周基本治療では抗菌療法の併用を考慮すべきである」と明記されている。その後、平成28年の診療報酬改定において、新しく"P処（糖）"が導入され、医科から歯科に糖尿病患者が紹介された場合、特例として抗菌療法をただちに開始することが可能となった。

しかしながら、現在の歯科医療は易感染性を有する糖尿病患者に対して、ほぼ無防備の状態で、インプラント埋入などを始めとする観血的治療を行っている実態がある。高血糖下で細胞性免疫機能低下や循環障害を来している患者に外科的処置を行えば、骨髄炎や蜂窩織炎など重症感染症を併発しても不思議ではない。

本項では糖尿病専門医の立場から、歯周治療の現場で留意すべき、糖尿病患者の特徴と合併症回避のためのポイントを紹介する。

糖尿病は慢性の高血糖で診断される

最初に、糖尿病の定義を見直しておく。日本糖尿病学会は、糖尿病を「インスリン作用不足による慢性の高血糖を主徴とする代謝疾患群」と定義している[2]。このなかで最も重要なキーワードは"慢性の高血糖"であり、文字どおり高血糖が持続している点が大切である。

それでは、糖尿病という名前が指している"尿糖（尿中ブドウ糖濃度）"はどうなるのだろうか？実は、現在の糖尿病診断基準において尿糖はいっさい考慮されない。血糖値がある閾値を超えると、尿中にブドウ糖が溢れ始めるが、この値を尿中ブドウ糖排泄閾値と呼ぶ（健常人では160〜180mg/dL）。尿中ブドウ糖排泄閾値には個人差があり、高齢者や糖尿病患者では上昇し、ある遺伝素因をもつ人間では逆に低値となる。前者の場合、血糖値が200mg/dLを超えても尿糖が陽性にならないのに対し、後者の場合は、血糖値が140mg/dLでも尿糖が出現してしまう（腎性糖尿）。このため、糖尿病の診断では尿糖は使われず、高血糖およびグリコヘモグロビン（HbA1c）が利用されている。

本来、糖尿病は"高血糖症"と呼ばれるべき疾患であるが、高血圧症や高脂血症などとは異なり、3,000年以上昔のヒエログリフ（エベルスパピルス）に記載があるほどの古い歴史に敬意を表して、糖尿病（diabetes mellitus：甘い尿がサイフォンのように流れる）という呼称が継承されているも

のと考えられる。

以上より、糖尿病のスクリーニングやリスクチェックを行う際に尿糖を計測することは、労力がかかる割には情報の有用性に欠けることがおわかりいただけるかと思う。

糖代謝異常が合併症をもたらす

先ほど、慢性の高血糖を主徴とする"代謝疾患群"と紹介したとおり、糖尿病は高血糖だけでなく、高インスリン血症、高中性脂肪血症、低HDL血症など、さまざまな代謝障害をもたらす。これらが複合的に作用しながら、数年から10年以上の時間をかけて糖尿病合併症が進行する。

糖尿病の合併症とは、一言で表現すれば"血管病"である。代謝障害により、全身の血管が影響を受けるのだが、その対象は大きく、細い血管と太い血管に分けられる。前者は細小血管障害（micro-angiopathy）、後者は大血管障害（macro-angiopathy）と名づけられている。

細小血管障害は、網膜症・腎症・神経障害の3つから構成され、これらを糖尿病の3大合併症（three major complications of diabetes）と呼ぶ。"3大"の意味は、「糖尿病のみで認められる重要な合併症」を指しており、大きな血管という意味ではない点に留意してほしい。言い換えれば、網膜症・腎症・神経障害は、"糖尿病患者のみ"で認められる特殊な合併症ということになる。

これに対して、大血管障害は脳梗塞・心筋梗塞・末梢血管障害（足壊疽）など、糖尿病を罹患していない高血圧症患者や喫煙者などでも認められる合併症である。このために、糖尿病の診断基準は細小血管障害の一つである、網膜症の発症頻度によって決定されている。

なお、これは筆者の私見であるが、細小血管障害のなかには、"口腔内の微小血管障害と神経障害"も含まれるのではないかと考えている。歯周組織、歯肉、歯牙内部には、膨大な血管網と神経網が広がっているが、これらの障害により糖尿病患者特有の口腔所見を呈しているのかもしれない。

血管網や神経網の密度を考慮すると、歯根膜や歯髄への糖代謝異常の影響が大きいことが推察されるが、今後の研究が待たれる。

歯科医師が注意すべき合併症は神経障害

3大合併症の一つである神経障害は、検査と評価方法が難しいこともあり、内科医の間でも蔑ろにされがちな合併症であるが、日常臨床では最も注意を要するものである。

神経障害は、大きく知覚神経障害と自律神経障害の2つから構成される。知覚神経障害の場合、患者は"足先がジンジン・ピリピリする"といった異常感覚を訴えることが多いが、感覚鈍麻や感覚麻痺を自主的に訴えることはほとんどない。

知覚神経障害を来すと、"痛みがわからない"、"熱さがわからない"ために、外傷の放置や低温火傷が起きる。健常人であれば、怪我や火傷をすれば痛みで病院に駆けつけるが、知覚神経障害がある糖尿病患者はまったく平気なため、これらを放置して潰瘍や足壊疽に至るのである。

"痛みを失う"という事実を象徴する病態が、無痛性心筋梗塞である。通常、心筋梗塞を発症すれば人生で経験したことがないような激痛を伴うが、神経障害が進んだ糖尿病患者は、死を予感させる胸痛ですら感じないのである。

このため、糖尿病外来では"臨床医の勘"というものが、ほとんど役に立たない。経験を積んだ臨床医は「患者の顔色を見れば大体のことはわかる」と言うが、こと糖尿病患者に関してこの経験則は通用しない。だから、"糖尿病患者は怖い"のである。

歯科外来においても同様である。チェアーに座った患者が、罹病期間が長い糖尿病患者の場合は、神経障害を来している可能性を念頭に入れておかなければならない。痛みを訴えていなくても、歯髄炎・骨髄炎など、緊急処置を要する病態が隠れている場合があるからである。また、観血的処置を行った際には、「何かあったら来てくださいね」

という定型語で終わらせてはいけない。自覚症状を欠くため、本人が気づかず重症感染症に進展するおそれがあるからである。糖尿病患者の処置後には、必ず再診するよう徹底していただきたい。

神経障害の見分け方であるが、歯科外来でも実施できる簡単な方法が2つある。一つは表情。自律神経障害が重症化すると、情動を失い表情が硬くなる(仮面様顔貌)。話しかけても反応性が低く、表情に乏しい場合は、注意を要する。もう一つはタッチテスト。チェアーで横になった際、足先を靴下越しに触ってみるとよい。「いま、足のどこを触っているかわかりますか？」と問いかけた際、的確に答えられなければ、知覚神経障害が存在する可能性が高い。重度の場合は、爪楊枝の先で押さえてもわからなくなる。

このように、神経障害が重症化した糖尿病患者は"ロボット化"する。映画ターミネーターを思い浮かべてほしい。無表情で、痛みを感じないロボット相手では、臨床医の勘はいっさい通用しないことがおわかりいただけるかと思う。

易感染性も合併症の一つ

細小血管障害および大血管障害には含まれていないが、極めて重要な糖尿病合併症が"易感染性"である。高血糖状態が持続すると細胞性免疫機能が低下し、細菌感染に対して脆弱になる。教科書的には、血糖値が200mg/dLを超えると細胞性免疫機能低下が起こるといわれている。

このため、糖尿病患者では術後などに一般患者では考えられないような感染症を併発し、重篤化することがある。なかでも整形外科は、脆弱な骨髄を手術対象にするため、血糖コントロール不良の糖尿病患者は忌避されやすい。

易感染性を理解するうえで必要なのが、先ほどの神経障害である。感染症の発見が遅れ重篤化する要因の一つに、自覚症状の欠如があるからである。神経障害により、体からの警告サインが発せられないため、主治医は感染の初期像を見逃してしまう。

また、脆弱な免疫機能を考慮し、糖尿病患者の場合は積極的な抗菌療法を検討されることが多い。

歯周治療ガイドラインでは糖尿病患者の易感染性に配慮

実際、日本歯周病学会が発行する「糖尿病患者に対する歯周治療ガイドライン改訂第2版」[1]では、抗菌療法の併用について次のように記載されている。

「歯周炎を合併した糖尿病患者に対する歯周基本治療では抗菌療法の併用を考慮すべきである。とりわけ、糖尿病を合併した広汎型慢性歯周炎、あるいは重度の糖尿病関連性歯周炎やSRPで器具の到達が困難と判断される重度歯周炎症例に対しては推奨される（レベル1、推薦度グレードB）」

補足説明として、「糖尿病の易感染性を考慮した場合、抗菌療法の併用は、有効と考えられる」と続き、"易感染性"という文言が明記されている点は、注目に値する。

日本歯周病学会は、糖尿病患者が有する易感染性を重要視したうえで、歯周基本治療における抗菌療法の併用を考慮・推奨したものと考えられる。

新しく誕生した"P処（糖）"により抗菌薬の初期投与が可能になる

糖尿病患者の易感染性に配慮した大きな出来事が、平成28年春に起きた。新たな歯科診療報酬として"歯周疾患処置（糖尿病を有する患者に使用する場合）略称P処（糖）"が登場したのである。

従来の歯周疾患処置は、歯周基本治療終了後に臨床症状の改善が認められない場合にかぎり、請求できた。しかし、P処（糖）の登場により、糖尿病患者の場合は特例として、歯周基本治療と並行しながら歯周疾患処置、すなわち抗菌療法を治療初期から併用することが可能になっている。その際、P処（糖）請求時のレセプトには、糖尿病患者の紹介元医療機関名の記載が義務づけられる。

P処（糖）は、糖尿病領域の医科歯科連携における、歴史的な成果といえるだろう。

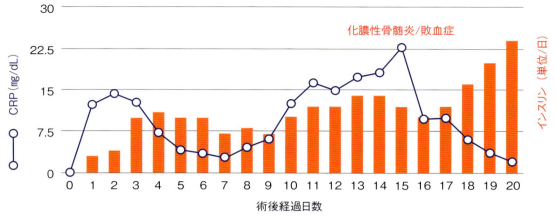

図❶　第1回左人工股関節再置換手術（2008年12月11日）、術後の経過

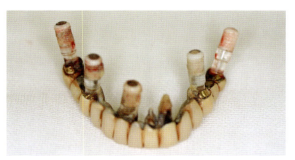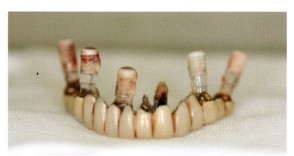

図❷　下顎のインプラント周囲炎により整形外科術後に敗血症を併発した症例。インプラント周囲炎により、インプラントを摘出した（2009年6月10日）

インプラント周囲炎から化膿性骨髄炎を来した糖尿病の一例

　ここで、糖尿病患者がもつ易感染性と、高血糖下では免疫機能低下により容易に重症化してしまうことの恐ろしさを学べる症例を紹介する。

　患者は、71歳・女性、左人工股関節再置換手術施行のため、整形外科に入院した。糖尿病の既往があり、近医での内服加療により、HbA1cは5.8%と血糖コントロールは良好であった。この整形外科では過去の経験に基づき、「糖尿病患者の場合はたとえ血糖値が正常であっても、糖尿病内科に確認する習慣」があったため、筆者の外来に紹介があった。

　血糖値は正常範囲にあり、合併症も認められなかったため、「血糖コントロールは理想的であり、手術に支障はまったくありません」と返答した。しかし、筆者はこのとき、極めて大切な既往歴を見逃していた。実はこの女性は、11年前に下顎にインプラント埋入術を受けていたのだ。当時は筆者も含め、整形外科、麻酔科の医師や看護師、あらゆる医科スタッフがこの事実に気づいてすらいなかった。

　手術は成功したにもかかわらず、術直後より熱発が始まり、血糖値も急上昇した（炎症によるインスリン抵抗性の著増：図1）。抗菌薬治療とインスリン投与により、感染症と血糖値を抑え込むべく努力が払われたが、2週間後には化膿性骨髄炎による敗血症に陥った。生命が危ぶまれる状態となったが、ICUでの集中治療により奇跡的に生還

表❶　糖尿病患者の自覚症状

・口渇
・多飲
・多尿
・全身倦怠感
・体重減少
・こむら返り

した。

　術前の血糖値は正常、手術も成功、一体なぜ本症例が敗血症に至るほどの致命的感染症を併発したのか、筆者も含め誰一人として原因を説明できなかった。しかし、その後歯科を受診した際に、下顎にインプラント周囲炎が存在していたことがあきらかになり、ただちにインプラントが摘出された（図2）。

　インプラント周囲炎と骨髄炎の因果関係が証明されたわけではないが、インプラント周囲の細菌が、血行性に術後の病巣に転移することで、骨髄炎を併発したのではないかと推測される。実際、本症例はインプラント摘出後に同じ手術を再施行しているが、このときは発熱や血糖値の上昇を認めることはなく、術後の経過は極めて良好であった。

　本症例が教えるとおり、糖尿病患者はたとえ直前の血糖コントロールが良好であっても、外傷や手術などのストレスが加わると、一気に血糖値が上昇し免疫機能が低下する結果、致死的な感染症を併発することがある。

　HbA1cや血糖値をモニターして安心するのではなく、「糖尿病患者ではいつ何が起きてもおかしくない」という危機感を常時意識しておくことこそが、重要といえるだろう。

チェアーサイドでの高血糖リスクの捉え方

　日本糖尿病協会が歯科医師登録医制度のために発行している歯周治療ガイドラインには、「血糖値が200mg/dL以上である時は、観血的処置は避けるべきである」と明記されている[3]。これは前述したように、高血糖障害による細胞性免疫機能低下に配慮したものであるが、一般歯科外来で血糖測定を実施すると、随時血糖が200mg/dLを超えている患者は約1割に達することが、愛媛Dental Diabetes研究会の報告からあきらかになっている[4]。200mg/dL以上で観血的処置ができないのであれば、外来患者の1割を糖尿病内科と歯科口腔外科が併設されている大病院に紹介する必要が生じ、日常診療は破綻してしまう可能性がある。

　筆者の個人的見解では、血糖値が300mg/dL未満の場合は、易感染性に配慮しながら歯科治療を行い、300mg/dL以上の場合は内科主治医に連絡を取ったうえで治療方針を相談するか、しかるべき施設に紹介すべきだと考える。

　しかし、簡易型血糖測定器[※]を備えた歯科医院はまだまだ少数派である。そこで、問診や診察を通して高血糖状態を推測する方法を紹介する。

　最初に、糖尿病患者の自覚症状を把握しておこう（表1）。先頭の3つは「頻尿により喉が渇き、排尿の回数が増える」という、糖尿病の典型症状であるが、このなかで最も役立つ所見は頻尿である。高血糖による浸透圧利尿作用により、排尿の回数と量が増え、高度の口渇が生じる。一般成人の尿量は1日約1.5Lであるが、糖尿病が進行すると3～4L以上に及び、これに合わせて飲水量も4～6Lに増大する。

　頻尿の捉え方だが、「夜、寝ている間に何回おしっこに行かれますか？」と尋ねてほしい。"夜間"の排尿回数が高血糖の重症度を反映するからである。血糖値300mg/dL前後が持続しているような患者は、だいたい夜間1～2時間おきの排尿があるので、トイレ通いで熟睡できていない患者の場合は、かなりのリスクがあると考えてよい。

　そして、教科書や成書には書かれていないが、臨床医にとって重要なサインが"こむら返り"であ

※現在市販されている簡易血糖測定器の多くは、1μL未満の採血量で5秒以内に測定可能であり、穿刺針による指尖部採血時の痛みも、極細針の採用により低減されている。簡易血糖測定器の初期導入費用は1万数千円、1回あたりの測定コストは100円前後と比較的安価である。

る。高度の脱水や末梢の循環障害によって、筋肉に痙攣が起きる。多くは腓腹筋であるが、時に全身の筋肉が痙攣することもある。好発時間帯は、就寝中や朝方である。「朝方、足がつることはありませんか？」と尋ねてみてほしい。かなりの頻度で「そうなんです！　どうしてわかるんですか？」という答えが返ってくるだろう。こむら返りが起きている場合、血糖値は300mg/dL以上に達していると考えてよい。

最後に他覚所見であるが、これは脱水に基づく症状である。

内科の成書では皮膚の乾燥が書かれていることが多いが、筆者は口腔内の所見、とくに"舌の脱水"を重要視している。高度脱水の場合は、舌も萎縮し、唾液が失われるために舌表面からは湿潤性が失われている。舌がカラカラで小さくなっていれば、これも血糖値は300mg/dL以上に達している可能性が高い。

糖尿病と歯周病は炎症で繋がる

糖尿病患者の特異性と注意点について把握したうえで、次に糖尿病と歯周病の連続性について考察する。

1993年、歯科医師であるLöeは「歯周病は糖尿病第六の合併症である」ことを提唱した[5]。日本においては、2008年に発刊された糖尿病治療ガイドにおいて、初めて歯周病が合併症の一つとして記載されている。

歯周病は、嫌気性菌を主体とした細菌感染による歯周組織の慢性炎症（慢性歯周炎）である。一方、糖尿病患者の体内では、脂肪細胞が大型化し炎症性サイトカインが分泌されることで（脂肪組織炎）、インスリン抵抗性が高まり、結果として血糖が上昇する。

慢性歯周炎、脂肪組織炎、いずれもインフルエンザや肺炎などとは異なり、軽微な炎症である点が重要である。体内の炎症状態を把握するために、C反応性蛋白（CRP: C Reactive Protein）が計測されるが、医師が感染症治療を考慮するレベルはおよそ5〜10mg/dL以上である（感冒でも3〜5mg/dLまで上昇）。

筆者の経験では、慢性歯周炎患者のCRPは0.3〜0.5mg/dL前後である。これは、肥満患者のCRPが1.0mg/dL前後である事実と、よく似ている。いずれも、軽微な炎症ではあるが、年余に続くことで高血糖の持続や、歯槽骨の吸収などをもたらす。

「糖尿病と歯周病は、炎症を通して相互に繋がっている」といえるが、ここで象徴的な症例を提示する。

歯周治療が奏効した糖尿病の一例

本症例は、歯周治療による炎症消退効果が、劇的な血糖値改善に繋がった2型糖尿病の42歳・男性である。

慢性関節リウマチと糖尿病治療を受けていたが、39歳時にHbA1cが11.4％まで急激に悪化したため、糖尿病内科外来でインスリン治療を開始した。その後、HbA1cは6.2％まで改善したが、次第に増悪し、HbA1c 10％台が持続するため、糖尿病内科に入院した。

入院当日、研修医が詳細な問診を行ったところ「実は、毎朝枕が赤く染まるんです」という申し出があり、歯周病を合併していたことがあきらかになった。ただちに歯科口腔外科を紹介したところ、重度の慢性歯周炎が認められ、上顎と下顎の2回、歯周治療が行われた（図3）。

入院当初は、エネルギー制限食と総量20単位のインスリン皮下注射を行っていたにもかかわらず、血糖日内変動は200〜300mg/dLと高値が持続していたが、歯周治療が完了したころから血糖値は次第に改善し、インスリン必要量も低下。退院2日前にインスリンは不要となり、内服薬1剤のみで退院した。

退院後わずか1ヵ月で、HbA1cは10.5％から7.8％まで劇的に改善し、CRPは入院時の0.35mg/dLから0.16mg/dLまで半減していた（表2）。この事実は、歯周治療により歯周組織の慢性炎症が減弱した結果、インスリン抵抗性が改善し、血糖値の

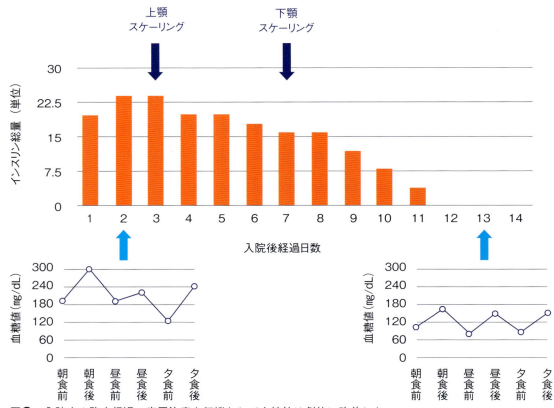

図❸　入院中の臨床経過。歯周治療を契機として血糖値は劇的に改善した

表❷　入院前後の経過

	入院日	1ヵ月後
HbA$_{1c}$（%）	10.5	7.8
CRP（mg/dL）	0.35	0.16
薬剤治療費（総額）	インスリン製剤 8,600円 自己注射指導管理料 8,200円 血糖自己測定器加算 8,600円 合計 25,400円	内服薬 582円 合計 582円

低下に至った可能性を示唆している。1ヵ月でHbA$_{1c}$が3％近くも改善した背景には、食事療法と運動療法の実施もあるが、そのきっかけとなったのは歯周治療である。

実は、本症例の外来主治医は筆者である。当時は、患者の口腔内を観察しても扁桃以外に興味はなく、歯肉の状態など眼中になかった。しかも、入院前の外来では"患者によかれ"との思いで、インスリン治療を選択しており、薬剤治療費は管理料も含めると毎月25,000円以上にも及んでいた。適切な歯周治療を受けた後は、毎月500円少々、治療費は約1/50となり、筆者は大いに反省した次第

である。

CRP 0.35mg/dLという値は、一般の医師であればほぼ無視してしまう低レベルである。しかし、その裏には厳然たる慢性歯周炎が存在しており、炎症性サイトカインが歯周組織から全身に播種することで、血糖上昇を来していたことがわかる。

本症例は、歯周治療の偉大さと意義を医科と歯科の双方に教えてくれている。

日本糖尿病学会も糖尿病患者への歯周治療を推奨

歯周治療による糖尿病の改善効果は、日本糖尿病学会も正式に認めている。2016年版の糖尿病診療ガイドライン[6]では、「歯周治療は血糖コントロールの改善に有効か？」という項目に対して、「２型糖尿病では歯周治療により血糖が改善する可能性があり、推奨される。推奨グレードＢ（合意率95％）」と記載された。その解説の一部を下記に引用する。

「メタアナリシスでは解析対象とする文献の相違があるものの、共通して歯周基本治療（主としてスケーリング・ルートプレーニング）の術後にHbA1cが0.38〜0.66％低下することが示されている。（…中略…）これらの報告を踏まえ、本ガイドラインでは糖尿病患者への歯周治療を推奨しており、これは日本歯周病学会のガイドラインとも見解が一致している。」

従来の研究結果から、歯周治療によりHbA1cは0.4〜0.7％低下することが明記されたうえに、「日本糖尿病学会は日本歯周病学会と連携し、糖尿病患者への歯周治療を推奨する」と高らかに宣言されている。

おわりに

インプラント埋入をはじめ、外科的処置を必要とする歯科受診患者の多くは高齢者と思われるが、糖尿病患者数は疑いがある症例を含めると、65歳以上の国民の４割にも達することがあきらかになっている[7]。

歯科医院といえども、糖尿病にかかわらざるを得ない現状があるなかで、安全な治療を遂行するためには、糖尿病に対する正しい知識が必須となる。そしてまた、歯周治療の意義を正しく理解し適切に実践することは、糖尿病の病態改善に直結する。

本稿が、そのための一助となれば幸いである。

【参考文献】
1) 日本歯周病学会：糖尿病患者に対する歯周治療ガイドライン 改訂第２版 2014．医歯薬出版，東京，2015．
2) 日本糖尿病学会：糖尿病治療ガイド2016-2017．文光堂，東京，2016．
3) 糖尿病患者の歯周治療マニュアル，歯科医師登録医制度認定テキスト，日本糖尿病協会，2007．
4) Harase T, et al.: Clinical implication of blood glucose monitoring in general dental offices: the Ehime Dental Diabetes Study, BMJ Open Diabetes Res Care. 3(1): e000151, 2015.
5) Löe H: Periodontal Disease The sixth complication of diabetes melitus, Diabetes Care, 16: 329-334, 1993.
6) 日本糖尿病学会：糖尿病診療ガイドライン2016．南江堂，2016．
7) 厚生労働省：平成24年国民健康・栄養調査報告，2013．

歯周病と糖尿病の相関にみる歯周治療の考え方

九州大学大学院歯学研究院　口腔機能修復学講座　歯周病学分野　**岩下未咲**　**西村英紀**
Misaki IWASHITA　Fusanori NISHIMURA

　歯周病は糖尿病の合併症の一つとして捉えられている。これまでに多くの疫学研究において糖尿病と歯周病の相関について検討され、また分子レベルでの解明をめざした基礎研究が進められてきた。本項では歯周病と糖尿病の双方向性に焦点をあて、そこから見出される歯周治療のあり方について概説する。

糖尿病の現状

　世界保健機関によると、成人の糖尿病有病者（HbA1c〔NGSP〕値が6.5％以上であるか、糖尿病の治療を受けている人）数が2014年までに4億2,200万人に達し、1980年の調査から約4倍に増加したことが報告されている。わが国でも2014年国民健康・栄養調査による糖尿病有病者の割合は、男性で15.5％、女性で9.8％と、2006年の調査時よりも増加しており、国民病とも呼ばれている。

　糖尿病はその成因に基づいて分類され、主要な病型は1型と2型である。1型糖尿病は日本人の糖尿病患者全体の5％にも満たないが、自己免疫などによって膵臓の細胞が破壊され、インスリンをほとんど、あるいはまったく作れないインスリン欠乏による糖尿病である。

　2型糖尿病はインスリンの作用が不十分なインスリン抵抗性と量が不十分なインスリン分泌不全を特徴とし、その発症には食生活や運動量などの生活習慣や加齢が大きく影響する。近年では、日本人を含むアジア系民族は元来インスリン分泌能が低く、標準体重をわずかに超過しただけで2型糖尿病発症の危険性が著しく上昇するという指摘がなされており[1]、欧米人のような重度の肥満でなくても糖尿病に罹患しやすいといえる。

　糖尿病の初期は歯周病の初期と同様に自覚症状が現れにくく、気づかないうちに進行していることが少なくない。糖尿病を発症している可能性が高いにもかかわらず、検査を受けて糖尿病と診断されていない人の数は、全世界で1億9,300万人に上るとされている。つまり、世界の糖尿病有病者のおよそ半分は、自分が糖尿病であることを認識していない。この状況はわが国でも例外ではないと考えられ、歯周治療においても無視できない点である。

疫学研究からわかる歯周病と糖尿病の相関

1．糖尿病患者における歯周病

　1990年代において、2型糖尿病有病率が高いことで知られるアメリカ先住民のピマ族を対象とした多くのコホート研究や横断研究が進められ、糖尿病が歯周病の病態における重要なリスク因子として注目されるようになった。2型糖尿病患者では、非糖尿病患者に比べて歯周病発症率が高く、そのリスクは3倍程度増大することが報告されたのである[2,3]。

　第3回米国国民健康栄養調査（NHANES Ⅲ）では、年齢、性別、民族や喫煙などの補正を加えたうえで、HbA1cが9％を超える2型糖尿病患者は非糖尿病患者に比べ、歯周病の重症度が有意に高いことが示された[4]。1型糖尿病患者についても非糖尿病患者と比較して、歯周病の重症度が有意

に高いことやベースライン時から5年後のアタッチメントロスが有意に増大していることが報告された[5]。

日本人対象のケースコントロール研究でも、1型糖尿病患者では歯周病罹患率および重症度が健康な人に比べて有意に高いこと、糖尿病罹患期間と歯周病の重症度が相関することなどが示されている[6,7]。

最近の前向きコホート研究では、1型・2型いずれにおいても HbA_{1c} が7.0％を超える糖尿病患者において、5年後の歯周病の重症度、歯の喪失が有意に増大していること、また、非糖尿病患者と血糖コントロール良好な糖尿病患者の比較では有意な差はなかったことが報告されている[8]。傾向として、1型・2型いずれの糖尿病患者においても、歯周病発症率は非糖尿病患者と比較して有意に高く、さらに血糖コントロール不良の患者で、より歯周病の重症度が高いといえる。

2. 歯周病患者における糖尿病

糖尿病が歯周病の病態に及ぼす影響について注目され始めてからほどなくして、歯周病が糖尿病の病態に及ぼす影響についても視点が向けられるようになった。

2型糖尿病患者対象のコホート研究では、ベースライン時に重度歯周病に罹患していた場合、軽度の歯周病罹患者に比べ2～4年後の HbA_{1c} 値が増悪したことが報告され[9]、日本人を対象とした調査では、重度歯周病患者は軽度歯周病患者に比べ、10年後に耐糖能異常を生じるオッズ比が2～3倍に上昇したことが報告された[10]。

NHANES Iの結果からは、ベースライン時の歯周病の重症度が20年間の2型糖尿病新規発症リスクと有意に相関すること[11]、非糖尿病患者対象の前向きコホート研究では、ベースライン時に最も重度の歯周病患者群が5年後にはベースライン時の非歯周病患者群に比べ、およそ5倍 HbA_{1c} 値が上昇したことが報告された[12]。

一方 Ide らは、30～59歳の健康な人を対象に、歯周病が糖尿病発症に及ぼす影響について、7年間前向き調査した結果、重度歯周病が糖尿病の新規発症のリスクを上昇させる傾向はあったが、統計学的な有意差はなかったとしている[13]。

これらの調査研究では、評価方法、調査期間の違いが結果に影響している可能性があることを認識しておく必要はあるものの、重度の歯周病が血糖コントロール、糖尿病の発症に影響を及ぼすという見解はおおむね一致しているといえる。

なかには1型・2型の区別をつけていないものもあるが、1型糖尿病の進行に対して歯周炎症が影響を及ぼすことをあきらかにした報告はない。これは1型と2型の糖尿病の成因の違いによるものと推測される。

歯周病と糖尿病を結びつける機序

歯周病、糖尿病を関連づける機序には、多くの分子によるシグナル伝達が存在する。ここでは、これまでの報告から重要視されている部分について概説する。

1. 糖尿病が歯周病の病態に及ぼす影響

糖尿病が歯周病の進行に及ぼす影響に関連した研究報告は数多くあり、唾液分泌量の低下、好中球の機能不全、老化を促進するといわれている終末糖化産物（advanced glycated endproducts：AGEs）などが関与すると考えられている。

1）唾液分泌量の低下

高血糖による浸透圧の上昇から多尿となり、その結果、体内の水分量が減少するとともに唾液分泌量が減少する。また、唾液腺の機能的変化による唾液分泌能の低下、インスリン作用の抑制による唾液分泌低下なども示唆されている。糖分濃度の高い唾液や歯肉溝滲出液に加えて、口腔内の乾燥がプラークの付着、歯周病原細菌の繁殖を助長すると考えられる。

2）好中球の機能不全

糖尿病患者では多核白血球の活性（遊走、貪食、殺菌作用）が低下し、また多核白血球のターンオーバーが崩れ、組織破壊にかかわる物質が増加するといわれている。近年では、糖尿病でない歯周

病患者と比較し、コントロール不良の糖尿病の歯周病患者において、このような物質が増加していることが示されており、血糖コントロール不良が組織破壊の進行に寄与している可能性が考えられている[14]。

3）AGEs

高血糖状態が続くと血管壁に障害が生じ、細小血管障害、やがては大血管障害による合併症（網膜症、腎症、神経障害、脳梗塞、心筋梗塞、閉塞性動脈硬化症など）を引き起こす。この血管壁の障害には、タンパク質のアミノ基に糖が化学的に反応して生成されるAGEsと呼ばれる物質が関与することがあきらかになってきた。

AGEsがその受容体に結合すると、interleukin（IL）-1β、tumor necrosis factor（TNF）-α、IL-6など、炎症反応を促進させる働きをもつ炎症性サイトカインの産生が増大する[15]。糖尿病のヒトおよびマウスの歯肉に存在するAGEsは、細胞のDNAや細胞膜を傷害する酸化ストレスを増強し、組織損傷を促進することや[16]、ヒト歯肉線維芽細胞において糖濃度の高い培養条件下でlipopolysaccharide（LPS）、AGEsが加わると、相乗的に炎症性サイトカインの産生が増大することが報告されている[17]。さらに、AGEsは骨代謝にも悪影響を及ぼし、修復不良を引き起こすともいわれている。

2. 歯周病が糖尿病の病態に及ぼす影響

前述したように、多くのコホート研究などで重度の歯周病が2型糖尿病の病態においてリスク因子となり得ることが報告されている。ここでは、現時点で想定されるメカニズムについて最近の知見を含めて解説する（図1）。

2型糖尿病におけるインスリン抵抗性は主に生活習慣の悪化による肥満から生じる。元来、脂肪細胞はサイトカインやケモカインなど多くの生理活性物質（アディポカイン）を産生、分泌し、生体機能の維持に寄与している。脂肪細胞は肥満の早期から肥大化しており、肥大化した脂肪細胞ではアディポカインの分泌異常が認められる。脂肪細胞から多量に分泌された、単球やリンパ球を呼び寄せる単球走化活性因子（monocyte chemoattractant protein: MCP）-1を介して、マクロファージが脂肪組織に浸潤し、脂肪細胞と相互作用することで炎症が惹起されるという仮説[18]が提唱されて以降、脂肪組織中に浸潤しているマクロファージやその他の免疫担当細胞が、脂肪細胞と相互作用することでアディポカインの分泌異常を助長すると考えられるようになった。

肥満の脂肪組織からはTNF-α、IL-6などの炎症性サイトカインの分泌が過剰になり、血中レベルの上昇によって、全身のインスリン抵抗性が亢進すること[19, 20]、それを裏づけるように糖尿病や肥満の患者では、TNF-αやIL-6の血清中濃度が上昇していることが示された[21]。

C反応性タンパク質（C-reactive protein: CRP）は、主に肝臓で産生される急性期反応タンパク質で、慢性炎症マーカーとして高感度CRPが汎用されている。IL-6は肝臓でのCRP産生を促し、IL-6、CRPの血清中濃度は将来的な2型糖尿病発症の予知因子にもなり得るとされている[22]。

IL-6、CRPの血清中濃度は歯周病患者でも上昇しており、IL-6レベルは疾患の程度と相関があること[23, 24]、また、糖尿病患者では *Porphyromonas gingivalis*（*P.g.*）菌に対する血清抗体価と高感度CRP値の間に正の相関があること[25]などが報告されており、歯周病による炎症がインスリン抵抗性を増悪し得ることが考えられる。

筆者らは、歯周病感染により活性化されたマクロファージが脂肪組織に浸潤したモデルとして、低濃度の細菌内毒素（LPS）存在下で脂肪細胞とマクロファージを共培養し、検討を進めてきた。このなかで、脂肪細胞ではLPSの作用に必要な分子群の遺伝子発現が増大し、インスリン抵抗性の増悪にかかわる遺伝子群の発現が変動していることを見出した[26]。

脂肪細胞からのMCP-1、IL-6の産生は、マクロファージ由来TNF-αを介して著しく増大し[27]、さらにこの共培養系にインスリンを添加した脂肪

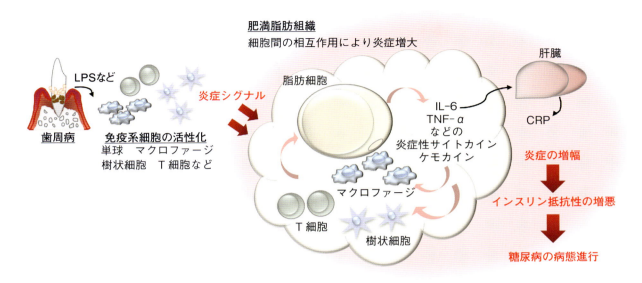

図❶　歯周病が糖尿病の病態に及ぼす影響の想定メカニズム

細胞ではインスリンシグナル伝達が著しく抑制されることが観察された[28]。また、T細胞や樹状細胞、単球、マクロファージなどの免疫系細胞を呼び寄せたり、活性化させたりする役割をもつCC chemokine ligand（CCL）5、CCL19、IL-17Aなどのケモカインを介したシグナル伝達が、炎症増大の過程において重要な役割をもつことが示唆された[29〜31]。

　これらの結果を統合すると、歯周病に伴う炎症が血流を介し脂肪組織に波及した場合、全身に影響を及ぼす規模にまで増幅され、インスリン抵抗性の増悪に至る可能性が考えられる。

糖尿病患者の歯周治療

1．歯周治療が血糖コントロールに及ぼす影響

　歯周治療によって、糖尿病患者および非糖尿病患者において血清中のIL-6、TNF-α、CRPを含む炎症メディエーターが減少することは数多く報告されている[32]。前述したような機序から歯周治療が歯周炎症の消退および全身性の炎症を減弱させることで、インスリン抵抗性の改善に寄与することが想定される。

　日本人を対象とした臨床研究では、中等度以上の歯周炎の2型糖尿病患者において、SRPおよびミノサイクリン局所投与を行った場合、高感度CRP 500ng/mL以上の群において、3ヵ月後に有意なHbA1c値の改善を認めた。このときの高感度CRP 500ng/mL以上の群は体格指数（body mass index：BMI）25kg/m²程度、500ng/mL未満の群では23kg/m²程度と両者の間には有意差があり[33]、肥満度の高さと全身的な炎症の度合いが相関することが示唆された。

　一方、Engebretsonらは米国での臨床研究で歯周治療によるHbA1c値の改善はみられなかったことを報告した[34]が、この研究における被験者のBMIは35kg/m²程度と重度肥満であった。BMIが著しく高値の場合、歯周炎による高感度CRP値の上昇は肥満に伴う炎症によりマスクされ、結果に大きく影響していると考えられる[35]。Engebretsonらの研究チームはその後、歯周治療によって全身の炎症マーカーの値に変化が生じない原因が肥満にあることを示唆している[36]。

　複数のメタアナリシスでは、歯周治療後のフォロー期間にHbA1c 0.4％前後の有意な減少を認めたことが報告されており[37]、歯周治療により血糖コントロールが改善する患者層が存在することは

事実である。糖尿病と診断される前の食後高血糖が現れている時期から動脈硬化は進展し、糖尿病患者の虚血性心疾患発症リスクは、非糖尿病患者に比べ、約3倍にもなるといわれている[38]。HbA_{1C}値の減少は、細小血管障害などのリスクの減少にも関連することから、歯周治療による改善はその点においても重要な意味をもつ。今後、介入研究における研究デザイン、歯周病の疾患定義、治療プロトコルなどを統一したうえで、詳細な検証が求められる。

2. 歯周治療における留意点

1) 抗菌療法

生体防御機能が低下している血糖コントロール不良の糖尿病患者では、歯周ポケット深さおよび歯周組織内の細菌を減少させることによる治療効果の向上と、全身および他臓器への悪影響の軽減を目的とした抗菌療法の併用が推奨されている[39]。

糖尿病患者に対しSRPおよび、メトロニダゾール+アモキシシリンの経口投与を併用した場合、SRP単独と比較して歯周ポケット深さの減少、細菌学的効果の増大がみられた[40]。糖尿病患者におけるSRP時の抗菌薬経口投与の併用に関するシステマティックレビューでは、アタッチメントレベル、プラークスコアについては有意差がないものの、プロービング時出血および歯周ポケット深さの減少の点で、わずかではあるが有意な効果があると報告されている[41]。

効果の程度については、血糖コントロール状況、歯周炎の重症度、さらに前述したように全身的な炎症の度合い（BMI）にも左右され得ることから、有用な抗菌薬併用療法を検証する必要がある。

2) 歯周外科治療

糖尿病患者では非糖尿病患者に比べ、治癒遅延、術後感染のリスクが高い。治癒遅延のリスクを減少させるため歯槽骨整形、歯肉切除などを最小限に留めるのが望ましい。

日本人糖尿病患者の死因を分析した報告によると、悪性新生物、血管障害に次いで感染症は死因の第3位を占めている。術後感染症予防抗菌薬ガイドラインでは、術後血糖コントロール不良（>200mg/dL）、BMI≧25、高齢者などを手術部位感染の高リスク因子としている。同ガイドラインでは、抜歯やインプラント埋入術を予防抗菌薬の適応として手術1時間前の抗菌薬服用を推奨しており[42]、侵襲度が同程度と考えられる歯周外科手術においても同様に考えてよいと思われる。

HbA_{1C}は過去1～2ヵ月の血糖平均値の指標であり、外科処置の際の血糖管理についてHbA_{1C}値での明確なエビデンスはないが、日本糖尿病学会では外科手術前の血糖コントロール目標として、「空腹時血糖100～140mg/dL」、「食後血糖160～200mg/dL」[43]、合併症予防の観点からの血糖コントロール目標値HbA_{1C}（NGSP）を7.0%としている。Drongeらは術前のHbA_{1C}が7.0%以下であれば術後の手術部位感染は軽減すると報告しており[44]、一つの目安と考えられる。また、術後2～3日の血糖値を120～160mgに維持すると、非糖尿病患者の感染率と同じレベルまで低下したこと[45]、経皮冠動脈形成術を受けた日本人の糖尿病患者での術後の心血管イベントの発生は術前のHbA_{1C}値が6.9%未満の患者で、6.9%以上の患者より少ない傾向にあったことが報告されている[46]。

糖尿病と診断されていない高血糖の患者は、診断を受けている高血糖の患者と同じ程度の感染率であったという報告もあり、注意が必要である。また、肝臓・腎臓・血管などに障害がある場合、より危険度は高くなるため、臨床検査データをもとに手術の必要性を十分に検討し、内科医と緊密に連携すべきである。

歯周組織再生療法に関しては、糖尿病患者と非糖尿病患者での比較検討の報告例が少なく、有効性についての明確なエビデンスはない。エナメル基質タンパク質（EMD）併用の外科手術を施行した症例報告では、短い期間でのSPTを継続し、手術から7ヵ月後の歯周ポケット深さおよび臨床的アタッチメントレベルの改善がみられ、ある程度安定した歯周状態を維持しているものの、歯周基本治療後に比べ、血糖コントロールは悪化傾向

郵便はがき

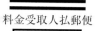

料金受取人払郵便

本郷局
承認

1547

差出有効期間
平成31年2月
26日まで
切手不要

113-8790

(受取人)

東京都文京区本郷3-2-15
新興ビル6F

㈱デンタルダイヤモンド社

愛読者係 行

フリガナ お名前	年齢　　歳
ご住所	〒　　－ ☎　　－　　－
ご職業	1.歯科医師(開業・勤務)医院名(　　　　　　　　　　　) 2.研究者　研究機関名(　　　　　　　　　　　　　　) 3.学生　在校名(　　　　　　　　)　4.歯科技工士 5.歯科衛生士　6.歯科企業(　　　　　　　　　　　)

取得した個人情報は、弊社出版物の企画の参考と出版情報のご案内のみに利用させていただきます。

愛読者カード

〔書　名〕 **歯周病悪化の原因はこれだ**
　　　　　 リスクファクターを知れば難症例も怖くない

● **本書の発行を何でお知りになりましたか**
　1．広告(新聞・雑誌) 紙(誌) 名(　　　　　　　　　　　) 2．DM
　3．歯科商店の紹介　4．小社目録・パンフレット
　5．小社ホームページ　6．その他(　　　　　　　　)

● **ご購入先**
　1．歯科商店　2．書店・大学売店
　3．その他(　　　　　　　　)

● **ご購読の定期雑誌**
　1．デンタルダイヤモンド　2．歯界展望　3．日本歯科評論
　4．ザ・クインテッセンス　5．その他(　　　　　　　　)

● **本書へのご意見、ご感想をお聞かせください**

● **今後、どのような内容の出版を希望しますか**
　（執筆して欲しい著者名も記してください）

新刊情報のメールマガジン配信を希望の方は下記「□」にチェックの上、
メールアドレスをご記入下さい。
　　　　　□希望する　　　□希望しない

E-mail:

| 編 | | 業 | |

にあり、内科医との連携が重要としている[47]。

GTR法を施行した一症例では、手術から11年後の経過報告において、患者の歯科受診が途絶え、糖尿病の病態が進行、歯周状態は手術前よりも悪化し、歯の保存が不可能となったことから、糖尿病患者に対するGTR法は禁忌であると結論づけている[48]。

これらの報告を参考に、日本歯周病学会の糖尿病患者に対する歯周治療ガイドライン[49]では、歯周外科治療時の血糖コントロールの基準値を術前のHbA$_{1c}$ 6.9％前後としている。また、歯周組織再生療法に関しては、長期的治療結果についての十分なエビデンスがないことから、コントロール不良の糖尿病患者に対しては推奨していない。同ガイドラインに準拠し、歯周外科治療の際には歯周基本治療と同様に、またはそれ以上に血糖コントロール状態が治療効果に影響するため、内科医との良好な連携を築き、十分に患者の全身状態を把握したうえで、治療計画を立案することが重要である。

3）SPT期

前向きコホート研究では、血糖コントロールが良好な（HbA$_{1c}$ ＜ 6.5％）糖尿病患者に比べ、血糖コントロールが不良な患者では、SPT期に歯周病の進行と喪失歯の増加が観察されている[50]。

また、1型・2型のいずれにおいても、HbA$_{1c}$ 7.0％を超える糖尿病患者では、5年後の歯周病の重症度、歯の喪失が有意に増大し、非糖尿病患者と血糖コントロール良好な糖尿病患者（HbA$_{1c}$ ≦ 7.0％）の比較では有意差がないことが示されている[8]。併せて、日本糖尿病学会での合併症予防の観点からの血糖コントロール目標値がHbA$_{1c}$ 7.0％であることを踏まえると、HbA$_{1c}$ が7.0％以下であれば、歯周病の再発リスクは比較的小さいと考えられる。来院時には直近のHbA$_{1c}$ 値を確認し、それに応じてSPTの間隔および処置内容を調整することで、安定した歯周状態の維持を図る必要がある。

まとめ――糖尿病患者の歯周治療に際し認識しておくポイント

- 血糖コントロールが不良（＞ HbA$_{1c}$ 7.0％）の場合、歯周病が重症化しやすい。
- 重度の歯周病は糖尿病を悪化させる傾向がある。
- 肥満の度合いなどが治療効果に影響することがあるものの、歯周治療により血糖コントロールの改善がみられる患者層が存在する。
- 歯周外科処置は、術前のHbA$_{1c}$ 値6.9％を目安として行う。
- 外科処置後の血糖コントロール不良は、手術部位感染の高リスク因子となる。
- 血糖コントロール状態は、治療効果に大きく影響を及ぼすため、血液検査データを把握し内科医と緊密に連携する。
- 血糖コントロールが良好（HbA$_{1c}$ ≦7.0％）な場合、SPT期に安定した歯周状態の維持を図りやすい。
- 血液検査などの健診を長年受けていない患者のなかには、すでに糖尿病が進行し、高血糖状態にある患者が存在するという意識をもつ。

【参考文献】

1) Kodama K, Tojjar D, Yamada S, Toda K, Patel CJ, Butte AJ：Ethnic Differences in the Relationship Between Insulin Sensitivity and Insulin Response. Diabetes Care, 36：1789-1796, 2013.
2) Nelson RG, Shlossman M, Budding LM, Pettitt DJ, Saad MF, Genco RJ, Knowler WC：Periodontal disease and NIDDM in Pima Indians. Diabetes Care, 13：836-840, 1990.
3) Emrich LJ, Shlossman M, Genco RJ：Periodontal disease in non-insulin dependent diabetes mellitus. J Periodontol, 62：123-131, 1991.
4) Tsai C, Hayes C, Taylor GW：Glycemic control of type 2 diabetes and severe periodontal disease in the US adult population. Community Dent Oral Epidemiol, 30：182-192, 2002.
5) Firatli E：The relationship between clinical periodontal status and insulin-dependent diabetes mellitus：results after 5 years. J Periodontol, 68：136-140, 1997.
6) Nishimura F, Kono T, Fujimoto C, Iwamoto Y, Murayama Y：Negative effects of chronic inflammatory periodontal disease on diabetes mellitus. J Int Acad Periodontol, 1：49-55, 2000.
7) Takahashi K, Nishimura F, Kurihara M, Iwamoto Y, Takashiba S, Miyata T, Murayama Y：Subgingival

microflora and antibody responses against periodontal bacteria of young Japanese patients with type 1 diabetes mellitus. J Int Acad Periodontol, 3：104-111, 2001.
8) Demmer RT, Holtfreter B, Desvarieux M, Jacobs DR Jr, Kerner W, Nauck M, Volzke H, Kocher T：The influence of type 1 and type 2 diabetes on periodontal disease progression：prospective results from the Study of Health in Pomerania (SHIP). Diabetes Care, 35：2036-2042, 2012.
9) Taylor GW, Burt BA, Becker MP, Genco RJ, Shlossman M, Knowler WC, Pettitt DJ：Severe periodontitis and risk for poor glycemic control in patients with non-insulindependent diabetes mellitus. J Periodontol, 67：1085-1093, 1996.
10) Saito T, Shimazaki Y, Kiyohara Y, Kato I, Kubo M, Iida M, Koga T：The severity of periodontal disease is associated with the development of glucose intolerance in non-diabetics：the Hisayama Study. J Dent Res, 83：485-490, 2004.
11) Demmer RT, Jacobs DR Jr, Desvarieux M：Periodontal disease and incident type 2 diabetes. Diabetes Care, 31：1373-1379, 2008.
12) Demmer RT, Desvarieux M, Holtfreter B, Jacobs DR Jr, Wallaschofski H, Nauck M, Volzke H, Kocher T：Periodontal status and A1c change：longitudinal results from the study of health in Pomerania (SHIP). Diabetes Care, 33：1037-1043, 2010.
13) Ide R, Hoshuyama T, Wilson D, Takahashi K, Higashi T：Periodontal disease and incident diabetes：a seven-year study. J Dent Res, 90：41-46, 2011.
14) Bastos MF, Tucci MA, de Siqueira A, de Faveri M, Figueiredo LC, Vallim PC, Duarte PM：Diabetes may affect the expression of matrix metalloproteinases and their inhibitors more than smoking in chronic periodontitis. J Periodont Res, 2016；Epub ahead of print.
15) Lalla E, Lamster IB, Stern DM, Schmidt AM：Receptor for advanced glycation end products, inflammation, and accelerated periodontal disease in diabetes：mechanisms and insights into therapeutic modalities. Ann Periodontol, 113-118, 2001.
16) Schmidt AM, Weidman E, Lalla E, Yan SD, Hori O, Cao R, Brett JG, Lamster IB：Advanced glycation endproducts (AGEs) induce oxidant stress in the gingiva：a potential mechanism underlying accelerated periodontal disease associated with diabetes. J Periodontal Res, 31：508-515, 1996.
17) Chiu HC, Fu MM, Yang TS, Fu E, Chiang CY, Tu HP, Chin YT, Lin FG, Shih KC：Effect of high glucose, Porphyromonas gingivalis lipopolysaccharide and advanced glycation end-products on production of interleukin-6/-8 by gingival fibroblasts. J Periodontal Res, 2016；Epub ahead of print.
18) Weisberg SP, McCann D, Desai M, Rosenbaum M, Leibel RL, Ferrante AW Jr：Obesity is associated with macrophage accumulation in adipose tissue. J Clin Invest, 112：1796-1808, 2003.
19) Kamei N, Tobe K, Suzuki R, Ohsugi M, Watanabe T, Kubota N, Ohtsuka-Kowatari N, Kumagai K, Sakamoto K, Kobayashi M, Yamauchi T, Ueki K, Oishi Y, Nishimura S, Manabe I, Hashimoto H, Ohnishi Y, Ogata H, Tokuyama K, Tsunoda M, Ide T, Murakami K, Nagai R, Kadowaki T：Overexpression of monocyte chemoattractant protein-1 in adipose tissues causes macrophage recruitment and insulin resistance. J Biol Chem, 281：26602-26614, 2006.
20) Kanda H, Tateya S, Tamori Y, Kotani K, Hiasa K, Kitazawa R, Kitazawa S, Miyachi H, Maeda S, Egashira K, Kasuga M：MCP-1 contributes to macrophage infiltration into adipose tissue, insulin resistance, and hepatic steatosis in obesity. J Clin Invest, 116：1494-1505, 2006.
21) Dandona P, Aljada A, Bandyopadhyay A：Inflammation：the link between insulin resistance, obesity and diabetes. Trends Immunol, 25：4-7, 2004.
22) Schmidt MI, Duncan BB, Sharrett AR, Lindberg G, Savage PJ, Offenbacher S, Azambuja MI, Tracy RP, Heiss G：Markers of inflammation and prediction of diabetes mellitus in adults (Atherosclerosis Risk in Communities study)：a cohort study. Lancet, 353：1649-1652, 1999.
23) Loos BG：Systemic markers of inflammation in periodontitis. J Periodontol, 76：2106-2115, 2005.
24) Paraskevas S, Huizinga JD, Loos BG：A systematic review and meta-analyses on C-reactive protein in relation to periodontitis. J Clin Periodontol, 35：277-290, 2008.
25) Nishimura F, Taniguchi A, Iwamoto Y, Soga Y, Fukushima M, Nagasaka S, Nakai Y, Murayama Y：Porphyromonas gingivalis infection is associated with elevated C-reactive protein in nonobese Japanese type 2 diabetic subjects. Diabetes Care, 25：1888, 2002.
26) Yamashita A, Soga Y, Iwamoto Y, Asano T, Li Y, Abiko Y, Nishimura F：DNA microarray analyses of genes expressed differentially in 3T3-L1 adipocytes co-cultured with murine macrophage cell line RAW 264.7 in the presence of the toll-like receptor 4 ligand bacterial endotoxin. Int J Obese, 32：1725-1729, 2008.
27) Yamashita A, Soga Y, Iwamoto Y, Yoshizawa S, Iwata H, Kokeguchi S, Takashiba S, Nishimura F：Macrophage-adipocyte interaction：Marked IL-6 production by co-cultures stimulated with LPS. Obesity, 15：2549-2552, 2007.
28) Iwashita M, Sakoda H, Kushiyama A, Fujishiro M, Ohno H, Nakatsu Y, Fukushima T, Kumamoto S, Tsuchiya Y, Kikuchi T, Kurihara H, Akazawa H, Komuro I, Kamata H, Nishimura F, Asano T：Valsartan, independently of AT1 receptor or PPARγ, suppresses LPS-induced macrophage activation and improves insulin resistance in cocultured adipocytes. Am J Physiol Endocrinol Metab, 302：E286-296, 2012.
29) Nakarai H, Yamashita A, Nagayasu S, Iwashita M, Kumamoto S, Ohyama H, Hata M, Soga Y, Kushiyama A, Asano T, Abiko Y, Nishimura F：Adipocyte-macrophage interaction may mediate LPS-induced low-grade inflammation：potential link with metabolic complications. Innate Immunity, 18：164-170, 2012.
30) Sano T, Iwashita M, Nagayasu S, Yamashita A, Shinjo T, Hashikata A, Asano T, Kushiyama A, Ishimaru N,

Takahama Y, Nishimura F : Protection from diet-induced obesity and insulin resistance in mice lacking CCL19-CCR7 signaling. Obesity, 23 : 1460-1471, 2015.
31) Shinjo T, Iwashita M, Yamashita A, Sano T, Tsuruta M, Matsunaga H, Sanui T, Asano T, Nishimura F : IL-17A synergistically enhances TNFα-induced IL-6 and CCL20 production in 3T3-L1 adipocytes. Biochem Biophys Res Commun, 477 : 241-246, 2016.
32) Artese HP, Foz AM, Rabelo Mde S, Gomes GH, Orlandi M, Suvan J, D'Aiuto F, Romito GA : Periodontal therapy and systemic inflammation in type 2 diabetes mellitus : a meta-analysis. PLoS One, 10 : e0128344, 2015.
33) Munenaga Y, The Hiroshima Study Group, Yamashina T, Tanaka J, Nishimura F : Improvement of glycated hemoglobin in Japanese subjects with type 2 diabetes by resolution of periodontal inflammation using adjunct topical antibiotics : results from the Hiroshima Study. Diabetes Res Clin Pract, 100 : 53-60, 2013.
34) Engebretson SP, Hyman LG, Michalowicz BS, Schoenfeld ER, Gelato MC, Hou W, Seaquist ER, Reddy MS, Lewis CE, Oates TW, Tripathy D, Katancik JA, Orlander PR, Paquette DW, Hanson NQ, Tsai MY : The effect of nonsurgical periodontal therapy on hemoglobin A1c levels in persons with type 2 diabetes and chronic periodontitis : a randomized clinical trial. JAMA, 310 : 2523-2532, 2013.
35) Borgnakke WS, Chapple IL, Genco RJ, Armitage G, Bartold PM, D'Aiuto F, Eke PI, Giannobile WV, Kocher T, Kornman KS, Lang NP, Madianos PN, Murakami S, Nishimura F, Offenbacher S, Preshaw PM, Rahman AU, Sanz M, Slots J, Tonetti MS, Van Dyke TE : The Multi-Center Randomized Controlled Trial (RCT) Published by the Journal of the American Medical Association (JAMA) on the Effect of Periodontal Therapy on Glycated Hemoglobin (HbA1c) Has Fundamental Problems. J Evid Based Dent Pract, 14 : 127-132, 2014.
36) Gaisinger ML, Michalowicz BS, Hou W, Schoenfeld E, Gelato M, Engebretson SP, Reddy MS, Hyman L : Systemic Inflammatory Biomarkers and Their Association With Periodontal and Diabetes-Related Factors in the Diabetes and Periodontal Therapy Trial, A Randomized Controlled Trial. J Periodontol, 87 : 900-913, 2016.
37) Teeuw WJ, Gerdes VEA, Loos BG : Effect of periodontal treatment on glycemic control of diabetic patients : a systematic review and meta-analysis. Diabetes Care, 33 : 421-427, 2010.
38) Saito I, Kokubo Y, Yamagishi K, Iso H, Inoue M, Tsugane S : Diabetes and the risk of coronary heart disease in the general Japanese population : the Japan Public Health Center-based prospective (JPHC) study. Atherosclerosis, 216 : 187-191, 2011.
39) 日本歯周病学会編：歯周病患者における抗菌療法の指針2010, 医歯薬出版, 東京, 2011.
40) Miranda TS, Feres M, Perez-Chaparro PJ, Faveri M, Figueiredo LC, Tamashiro NS, Bastos MF, Duarte PM : Metronidazole and amoxicillin as adjuncts to scaling and root planing for the treatment of type 2 diabetic subjects with periodontitis : 1-year outcomes of a randomized placebo-controlled clinical trial. J Clin Periodontol, 41 : 890-899, 2014.
41) Santos CM, Lira-Junior R, Fischer RG, Santos AP, Oliveira BH : Systemic Antibiotics in Periodontal Treatment of Diabetic Patients : A Systematic Review. Plos One, 10 : e0145262, 2015.
42) 日本化学療法学会／日本外科感染症学会　術後感染予防抗菌薬適正使用に関するガイドライン作成委員会編：術後感染予防抗菌薬適正使用のための実践ガイドライン．
43) 日本糖尿病学会編：日本糖尿病専門医研修ガイドブック改訂第6版．-15 特殊な病態における糖尿病治療．診断と治療社, 東京, 2014：361-364．
44) Dronge AS, Perkal MF, Kancir S, Concato J, Aslan M, Rosenthal RA : Long-term glycemic control and postoperative infectious complications. Arch Surg, 141 : 375-380, 2006.
45) Swenne CL, Lindholm C, Borowiec J, Schnell AE, Carlsson M : Peri-operative glucose control and development of surgical wound infections inpatients undergoing coronary artery bypass graft. J Hosp Infect, 61 : 201-212, 2005.
46) Ike A, Nishikawa H, Shirai K, Mori K, Kuwano T, Fukuda Y, Takamiya Y, Yanagi D, Kubota K, Tsuchiya Y, Zhang B, Miura S, Saku K : Impact of glycemic control on the clinical outcome in diabetic patients with percutaneous coronary intervention : from the FU-registry. Circ J, 75 : 791-799, 2011.
47) Seshima F, Nishina M, Namba T, Saito A : Periodontal Regenerative Therapy in Patient with Chronic Periodontitis and Type 2 Diabetes Mellitus : A Case Report. Bull Tokyo Dent Coll, 57 : 97-104, 2016.
48) Matton JS, Cerutis DR, Parrish LC : Complications associated with diabetes mellitus after guided tissue regeneration : a case report revisited. Compend Contin Educ Dent, 23 : 1135-1145, 2002.
49) 日本歯周病学会編：糖尿病患者に対する歯周治療ガイドライン　改訂第2版　2014. 医歯薬出版, 東京, 2015.
50) Costa FO, Miranda Cota LO, Pereira Lages EJ, Soares Dutra Oliveira AM, Dutra Oliveira PA, Cyrino RM, Medeiros Lorentz TC, Cortelli SC, Cortelli JR : Progression of periodontitis and tooth loss associated with glycemic control in individuals undergoing periodontal maintenance therapy : a 5-year follow-up study. J Periodontol, 84 : 595-605, 2013.

慢性歯周炎に咬合性外傷はどのように関与するのか

北海道・池田歯科クリニック　**池田雅彦** *Masahiko IKEDA*

はじめに

慢性歯周炎は、デンタルプラークが主因であり、プラークコントロールとプラークコントロールができる環境を作ることで大部分は治療が可能である。しかし、通常の歯周治療を行っても経過がよくなかったり、再発傾向にあるケースに出遭う。これらのケースでは、咬合性外傷が関与していることが多い。

ところが、この100年来咬合性外傷が慢性歯周炎にどのようにかかわっているか、議論はされているがいまだ結論は出ていない[1]。本項では咬合性外傷の外傷力の診断や歯周組織への影響、その対応法などについて述べる。

歯周組織への咬合性外傷の影響

通常の歯周治療を行っても経過がよいケース（**ケース1**）とよくないケース（**ケース2、3**）がある（ケース3は後述）。よくないケースの口腔内を観察したり問診を行っていると、咬合性外傷の影響をみることができる。

咬合性外傷の影響を受けているケースでは、臼歯の過度の咬耗面や破折線、左右上下大臼歯の根分岐部病変、頰粘膜の圧痕、骨隆起、根の破折などが認められる（**図1～6**）。問診では睡眠時ブラキシズムの既往などがわかる。歯周組織の破壊が年齢に比較して進行しているケースでは、歯周組織の破壊を進行させている因子が咬合性外傷であることが多い[2]。

ケース1

患　者：女性・35歳（1939年4月生）
初　診：1974年8月

主　訴：4|4の動揺・咀嚼不全
診　断：重度の慢性歯周炎

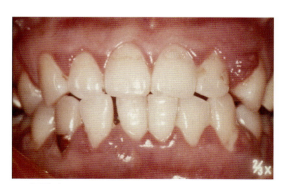

a：初診時

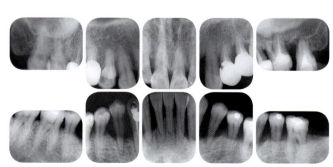

b：初診時

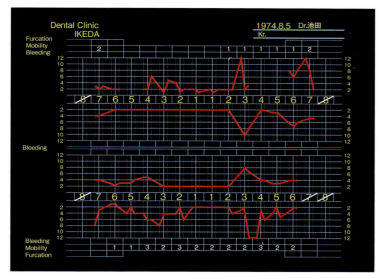

c：初診時、プロービングチャート

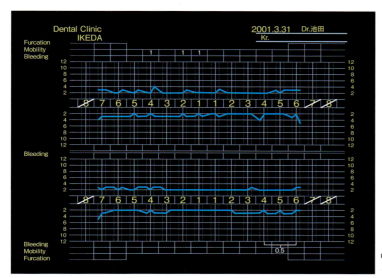

d：初診より27年後（2001年3月）、プロービングチャート

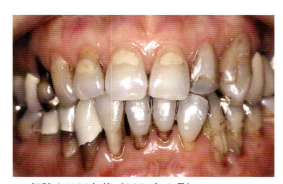

e：初診より30年後（2004年6月）

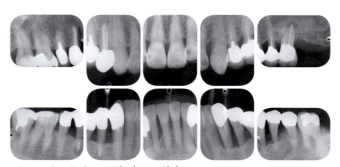

f：メインテナンス時（2002年）

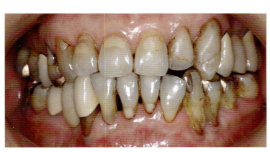

g：初診より38年後（2012年2月）

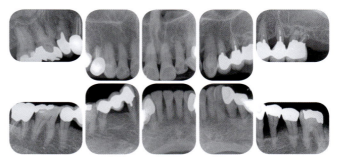

h：初診より37年後（2011年5月8日）

ケース2

患　者：男性・56歳（1945年生）　　主　訴：上顎の修復についての相談
初　診：1985年9月　　　　　　　　診　断：慢性歯周炎

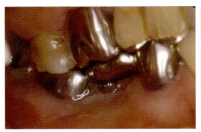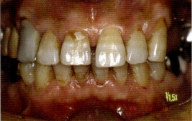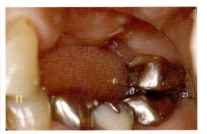

a：初診時

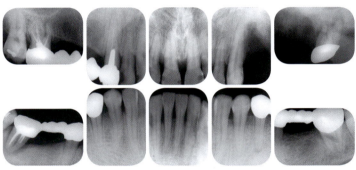

b：初診時

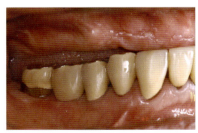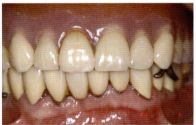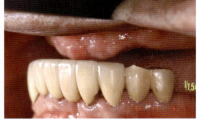

c：2005年1月27日、上顎は総義歯となった

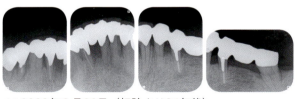

d：2009年8月26日（初診より24年後）

咬合性外傷の外傷力とは

　咬合性外傷の外傷力に言及している成書や論文はほとんどない。慢性歯周病に咬合性外傷が関与していると推測している論文もあるが、外傷力そのものは評価していない。

　では、咬合性外傷の外傷力として推測される力は何であろうか。推測される外傷力として睡眠時ブラキシズム（Sleep Bruxism = SB）、昼間のクレンチングや歯の接触、咀嚼時の咬合力、部分床義歯のクラスプの鉤歯への力などが考えられる。外傷力の関与が疑われる各ケースでは、推測され

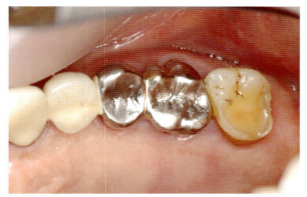
図❶ 7⎤の咬合面に著しい咬耗が認められる

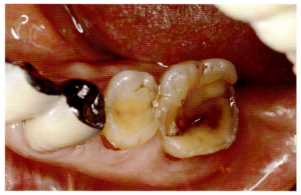
図❷ 歯に認められる破折線

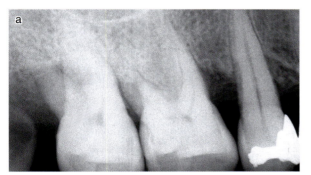
図❸a、b ⎣6、6⎤に３度の根分岐部病変がある

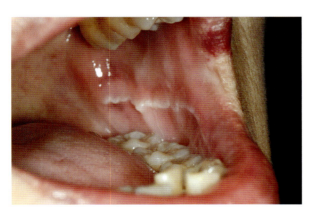
図❹ 頰粘膜に認められる圧痕

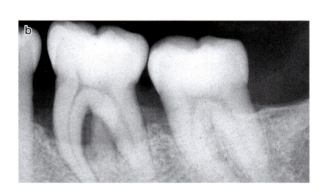
図❺ 上下の頰側に認められる著しい骨隆起

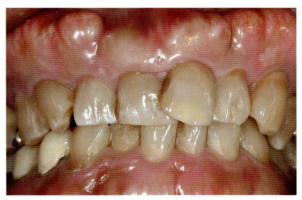

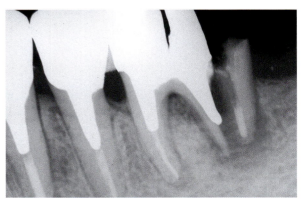
図❻ 6⎤の遠心根は破折している

るなかのどのような外傷力が関与しているのか、外傷力の種類の特定が重要である[1]。次項で述べるような各外傷力の評価によって、外傷力の種類が特定できる。

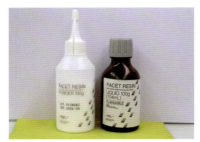
図❼ SB評価用レジン（ファセットレジン：ジーシー社製）

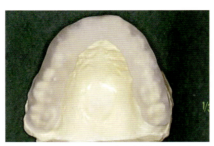
図❽ ファセットレジンを模型に圧接して、スプリントを作製

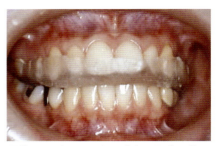
図❾ スプリントを口腔内で再度調整

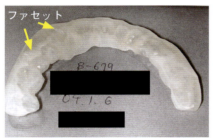
図❿ 作製したスプリントを使用させるとファセットが形成される

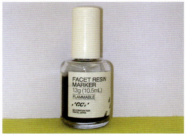
図⓫ ファセットレジンマーカー（ジーシー社製）

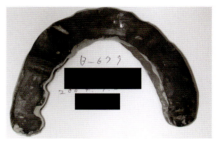
図⓬ ファセットレジンマーカーを塗布して使用させた。ファセットが明確になる

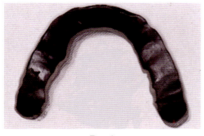
B-1

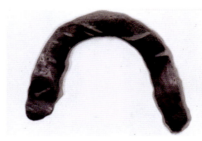
B-2

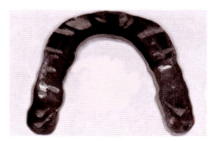
B-3

B-1 ファセットのインクが軽度に剝げている状態
B-2 ファセットが削れている状態
B-3 ファセットが著しく深くえぐれている状態
図⓭ オクルーザルスプリントによるSBの評価

咬合性外傷の外傷力の評価

　咬合性外傷の外傷力の評価は、まず外傷力のなかでも最も外傷力が強いと思われるSBの評価を行う。SBの評価は、口腔内の観察や各種の筋電図などで行われている。PSG（Polysomnography）データでの診断は、ゴールドスタンダードといわれ、現在は信頼できるとされている。

　しかし、チェアーサイドで日常的にSBの評価を行うのは困難である。筆者は、チェアーサイドでも容易に、しかも数多く評価できるSBの評価法を開発した。睡眠時、上顎にオクルーザルスプリントを装着させ、オクルーザルスプリント上のレジンの削れ方でSBの強さを評価する方法である（池田式SB評価法：図7〜13）[3,4]。

　オクルーザルスプリントは、SBの強さでスプリントの表面が削れるような材質のものをジーシー社と開発し、ファセットレジンとして発売している（図7）。評価法の流れを図14に示す。

　咬合性外傷の影響があると思われるが、池田式SB評価法でSBの強さが強くないケースに遭遇することがある。このようなケースでは、SB以外の

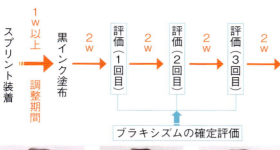

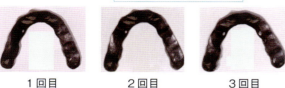

図⓮ SBの評価法。ファセットは1回目、2回目、3回目とも同じように形成される

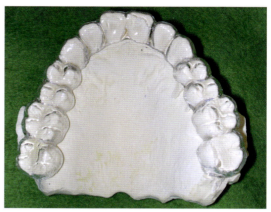

図⓯ 咀嚼力評価用装置をスタディモデルに圧接する

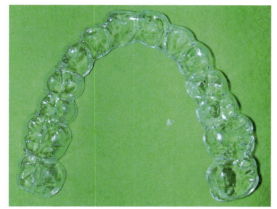

図⓰ 完成した咀嚼力評価用装置

① **咀嚼力評価用装置の製作**
厚さ1.5mmの熱可塑性レジンシート（SCHEU DENTAL社製 BIOCRYL C）を用いて、上顎全体に咬合面を再現した咀嚼力評価用装置を製作した。

② **咀嚼力評価用装置の使用方法**
2週間のすべての咀嚼時（食事、間食も含める）に普段の食べ方で咀嚼力評価用装置を使用させ、そのときの食事内容と量も記録させた。
咀嚼力評価用装置が破折し使用不能になれば、その時点で使用を中止させた。

図⓱ 咀嚼力の評価法

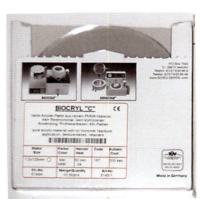

図⓲ 咀嚼力評価用装置の製作材料。熱可塑性シートBIOCRYL C

M－1（咀嚼力が弱い）
2週間使用後、咀嚼力評価用装置に異常が見られない

M－2（咀嚼力が中程度）
2週間使用後、咀嚼力評価用装置にわずかなひびが見られた

M－3（咀嚼力が強い）
<u>1～2週間で咀嚼力評価用装置が破折した</u>

M－4（咀嚼力がかなり強い）
<u>1週間以内で咀嚼力評価用装置が破折した</u>

図⓳ 咀嚼力の評価基準

外傷力の影響と推測され、咀嚼時の過大な咬合力が外傷力として働いていることが多い。咀嚼時の過大な咬合力の評価は、咀嚼力評価用装置（図16）で行う。咀嚼時の過大な咬合力は、SBの強い場合と同程度であることもある。咀嚼時の咬合力の評価を行う手順を図15～19に示す。

したがって、咬合性外傷の外傷力が関与していると推測されるケースでは、外傷力がSBか、咀嚼時の咬合力などSB以外か、SBに加えてその他の力が関与しているのか、外傷力の種類を特定することが必要である。

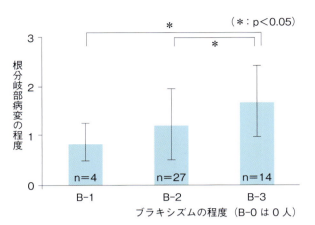

図㉑　ブラキシズムの程度と根分岐部病変の程度の関係

図⑳　根分岐部病変の程度の評価

1. 被験歯➡第1、第2大臼歯
2. 上顎➡頰側、近心、遠心
   下顎➡頰側、舌側
   の根分岐部をLindheの分類に従って診査
   ➡被験歯ごとに平均した
3. 被験歯ごとに平均を求め、これを根分岐部病変の程度とした

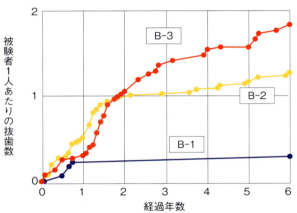

図㉒　各群の経過年数に対する抜歯数

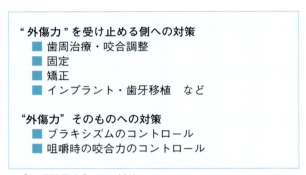

図㉓　"外傷力"への対策は？

"外傷力"を受け止める側への対策
■ 歯周治療・咬合調整
■ 固定
■ 矯正
■ インプラント・歯牙移植　など

"外傷力"そのものへの対策
■ ブラキシズムのコントロール
■ 咀嚼時の咬合力のコントロール

SBの評価からみた歯周炎への影響

池田式SB評価法によるSBの程度と根分岐部病変の程度との関係を調査した[5]。

SBの強さが強いほど根分岐部病変の程度が大きかった（図20、21）。予後のよいケースに池田式SB評価法を行ったところ、弱いB-1であった。予後の悪いダウンヒルのケースでは、強いB-3であった。予後のよいケースと予後の悪いダウンヒルのケースの中間のケースでは、SBの強さも中程度のB-2であった（図22）[6]。

咬合性外傷の外傷力への対応

まず咬合性外傷の外傷力の種類、SBなのか咀嚼時の咬合力なのか、その他の外傷力なのかを特定をする必要がある。外傷力がSBであるのにSB以外の外傷力へ対応しても問題は解決しないし、外傷力がSB以外の外傷力であるのにSBへ対応しても問題は解決しない。したがって、咬合性外傷の外傷力の種類の特定が重要である。

外傷力が大きくないケースでは、外傷力を受け止める側の治療のみで予後は良好である。しかし、外傷力の大小にかかわらず、外傷力を受け止める側が脆弱である場合は、外傷力そのもののコントロールが必要である（図23）。

外傷力がSBである場合は、行動変容法（behaviour modification）である自己観察や自己暗示法によってSBの強さを減少させる[3,4]。自己観察を熱心に行わせると、SBの減少が認められる。自己観察でSBの十分な減少がみられないときには、自己暗示法を利用する。自己暗示法を行う手順を図24、25に示す。

1. 被験者にブラキシズムの影響を説明し、ブラキシズムを減らす重要性を認識させる
2. 日中の食いしばりや夜間使用したオクルーザルスプリント上のファセットを観察させ、ブラキシズムを行っていることを認識させる
3. 自己暗示法を理解させ、睡眠直前に上下の歯にわずかな隙間のある顎のリラックスした状態をイメージさせる
4. 「唇は閉じて、歯を離す＝Lips together teeth apart」と睡眠直前に20回声に出させ毎日繰り返させる

図㉔　自己暗示法

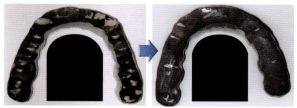

Before　　　　　　　　After
図㉕　SBはB-3からB-1に減少した。自己暗示法の効果

外傷力が咀嚼時の咬合力のケースでは、咀嚼時の噛み方をコントロールすることにより、咀嚼時の咬合力を減少させる（**図26**）[3, 4]。

ケース3[7]

患者：1936年9月6日生、男性
初診：1987年9月24日、51歳
主訴：歯槽膿漏治療希望
現症：残存歯　7654321|1234567 / 7654321|1234567

左右上下大臼歯には根分岐部病変（Lindheの分類のⅢ度）がみられ、大臼歯の咬合面には著しい咬耗がみられた。1|1には歯間離開が認められた。
プロービングデプスパターンは、咬合性外傷型である。
診断：咬合性外傷が関与した重度の慢性歯周病
既往歴：大学病院に通っていて、ブラッシング指導は受けた。
初診時の炎症と力の評価：炎症；大、咬合；大
職業と性格：高校の英語教師。温厚でまじめな性格
患者の希望と考え：歯周病を治したいが、大学病院で手術を勧められた。できるだけ手術はしたくない。手術なしでどうにかならないか。
治療方針：炎症に対しては歯周基本治療を行う。咬合性外傷の外傷力を特定し、外傷力そのもののコントロールを行う。

1. スプリントの破折状態から、食べ物を噛み切った後の上の歯が当たるときに強い力が出ることを説明。また、食事内容と量は咀嚼力の強い人も弱い人も、それほど差がないことを理解させる。
2. 食べ物を噛むとき、1口ごとにどの程度の力で噛み切れるか確認させ、食べ物ごとに最低限の噛み切れる強さを覚えてもらう。また、噛み切りづらい物は、いっぺんに噛み切ろうとせず噛む回数を多くさせ、1回の噛む力を弱くさせる。

図㉖　咀嚼力のコントロール法

治療経過：炎症に対しては歯周基本治療を行い、池田式SB評価法では強いB-3だったので、自己暗示法で弱いB-1までコントロールした。23年間、プラークコントロールも良好で、SBはB-1のまま保たれており、メインテナンスも外科治療を行わないで良好に経過している。1|1の歯間離開は、炎症と外傷力のコントロールで自然に閉じた（**ケース3図d**）。

【参考文献】
1) 池田雅彦：咬合・咀嚼は歯周病にどのような影響を与えるのか．財団法人ライオン歯科衛生研究所編　歯周病と全身の健康を考える．医歯薬出版，東京，2004：144-153.
2) 池田雅彦：治りやすい歯周病と治りにくい歯周病．ヒョーロン・パブリッシャーズ，東京，2011.
3) 池田雅彦：月刊池田雅彦．デンタルダイヤモンド社，東京，2015.
4) 池田雅彦："力"のマネージング．医歯薬出版，東京，2015.
5) 大森広雄，池田雅彦，加藤熙：大臼歯の根分岐部病変に及ぼすブラキシズムの影響に関する臨床的研究．日歯周誌，39（4）：456-466, 1997.
6) Ikeda M, Sugawara T, Ohmura H, Kato H：The relationship between the degree of bruxism and the progression of periodontal disease. J Periodontol, 68：405-406, 1997.
7) 池田雅彦，大出博司：バイオロジカルMTM．ヒョーロン・パブリッシャーズ，東京，2016.

ケース3

患　者：男性・51歳（1936年生）　　　既往歴：特記事項なし
初　診：1987年9月　　　　　　　　　診　断：ブラキシズムを伴う重度慢性歯周炎
主　訴：歯周病を治したい

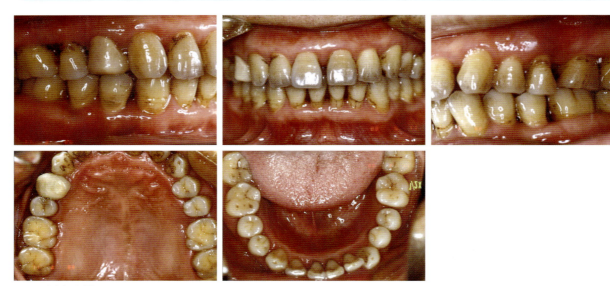

a：1988年6月

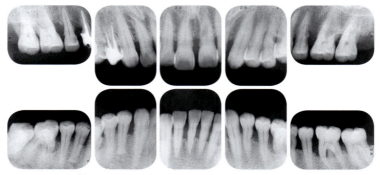

b：1987年9月

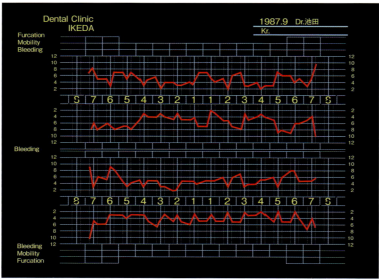

c：1987年9月

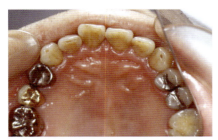
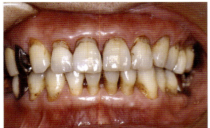
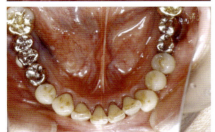

d：2008年6月（初診より21年後）

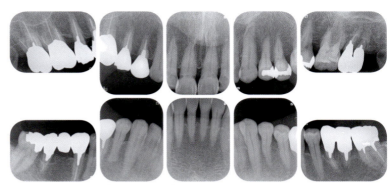

e：初診より23年（2010年2月）

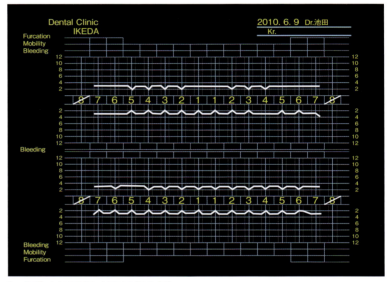

f：初診より23年（2010年6月）

自己暗示前（B-3）

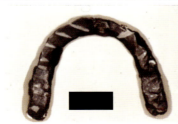
1993年11月

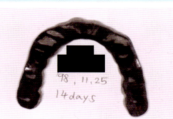
1998年11月

自己暗示後（B-1）

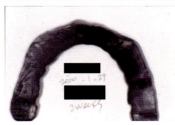
2000年1月

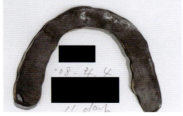
2008年4月

g：自己暗示法の効果。効果は長期間持続している

慢性歯周炎に咬合性外傷はどのように関与するのか | **053**

歯周病のリスクファクターを考慮した歯冠修復

広島県・やけやま歯科医院 **國原崇洋** *Takahiro KUNIHARA*

　歯周病とは、歯周組織（歯肉、歯根膜、セメント質、歯槽骨）に生じた病的変化である。その原因の大部分が歯周病原細菌による炎症性病変であることは論を俟たない。そのうえで、歯冠修復が歯周病の進行を助長するリスクファクターにならないように、どのようなことに気をつけながら診療を行っているのか臨床例を提示しながら、そのポイントについて述べる。

歯冠修復における歯周病リスクファクター

　歯周病を治癒に導くには、炎症と力のコントロールをいかに行うかに尽きる。それゆえ、歯冠修復における歯周病のリスクファクターも2つに大別できる。
①歯冠修復が細菌の停滞因子になっている「炎症」
②歯冠修復が過剰な力を歯周組織に伝達する装置になっている「力」
ということになる。
　つまり、歯冠修復がこれら2つのリスクファクターとならないように気をつけなければならない。
　以下に「炎症のコントロールの妨げにならない歯冠修復」と「力のコントロールをするための歯冠修復」について考察してみたい。

炎症のコントロールの妨げにならない歯冠修復とは

　炎症のコントロールの妨げにならない歯冠修復を行うためには、次に挙げる3つのポイントを考慮しなければならない。

1. 適合のよい歯冠修復

　形成のフィニッシュラインの位置により、歯肉縁上マージンか歯肉縁下マージンかの違いが出てくる。歯肉縁上マージンであれば、サルカス内には異物がなく、細菌が停滞しにくい。しかし、サルカス内に適合の悪いマージンやセメントの取り残しなどがあれば、細菌が停滞する場ができ、歯周病を引き起こしやすくなる。
　まずは適合のよい歯冠修復物（図1）を装着することが大切である。これにより、歯肉縁下マージンでも歯肉に炎症が起きない（図2、3）。しかし、あきらかに肉眼で確認できるようなセメントラインやオーバーマージン、アンダーマージンは、歯石の取り残しと同じく、細菌の停滞因子になり、歯垢の形成に寄与する。そのため、適合の悪い歯肉縁下マージンは、歯肉縁上マージンに比べて、歯周病のリスクファクターとなり得る。
　しかし、前歯といった審美的要求の高い部位であれば、フィニッシュラインをサルカス内に設定せざるを得ない場合が多い。そのため、常に適合のよい歯冠修復物の製作を行う訓練をしておかなければならない。以下に精度の高い適合を可能にするポイントを述べる。
①フィニッシュラインの明瞭な支台歯形成（図4、6）
②変形のない精密な印象採得（図5）
③歯科技工士によるマイクロスコープ下でのラボワークと技術（図1）
④歯科医師の「適合」に対する"こだわり"
　また、適合のよい歯冠修復物を装着した場合でも、徹底したセメントの除去が必要になる。最終

症例1　舌癖による開口と2̱1̱|̱2̱の審美障害をMFT、矯正治療で開口を治し、適合のよい歯冠修復を装着

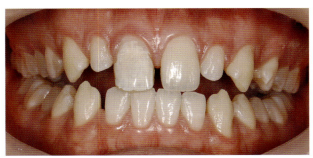
■2009年8月、治療前

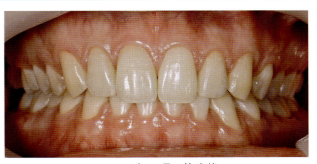
■2012年11月、治療後

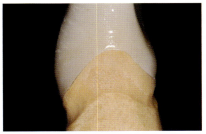
図❶　適合のよい歯冠修復物

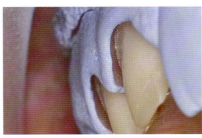
図❷　歯肉縁下マージンでも炎症のない内縁上皮

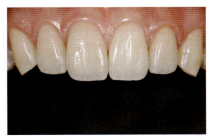
図❸　2̱1̱|̱2̱歯肉縁下マージンでも炎症のない歯肉

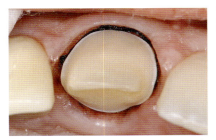
図❹　フィニッシュラインの明瞭な支台歯形成

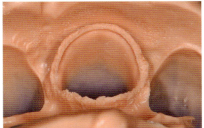
図❺　変形のない精密な印象

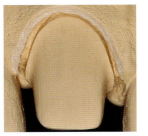
図❻　フィニッシュラインの明瞭な作業模型

的にはルーペやマイクロスコープで確認後、探針によるあきらかな引っかかりがないこと、隣接面においては繊維の細いフロス（ウルトラフロスなど）が切れないことを目安としている。

2．清掃性のよい歯冠修復

　歯冠修復の歯肉縁上の形態についても考察してみたい。歯周病に罹患した歯は臨床的歯冠が長くなっていることが多く、根面の複雑な形態が露出していることもある（図7）。そのため、歯冠形態をどのようにするかに苦慮する。

　当院での基本的な考えは、患者・術者ともになるべく少ない清掃器具で、簡単にプラークコントロールを行えることが大切であると考える。また、南崎らの研究によると、歯肉縁上プラークの除去が5mmの歯周ポケット底の歯周病原細菌にまで影響することからも、歯肉縁上プラークの除去がいかに大切であるかがわかる。

　多くの器具を使用し、難しいブラッシングを必要とする場合、毎日の患者のセルフプラークコントロールは非常にたいへんになり、長続きしない可能性が高い。セルフプラークコントロールの成否が歯周治療の成否に直結するため、なるべく少ない器具で簡単にブラッシングできる歯冠形態を表現できれば、歯周病再発のリスクが軽減できる。以下にその形態について考察する。

1）軸面側からみた歯冠形態（図8）

　基本的には解剖学的な形態に準じて豊隆などを決めるが、臨床的歯冠が長くなっている場合（図

症例2 重度の歯周炎により病的歯牙移動が起こり、上顎大臼歯口蓋根と頬側根の間にⅢ度の根分岐部病変を認めたため、歯周環境、清掃性、力のコントロールに配慮した歯冠修復で咬合再構成した症例

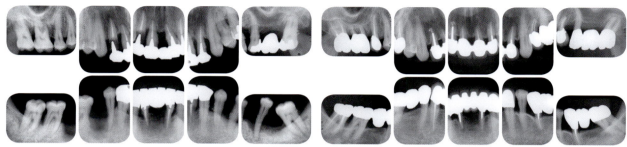

■ 2001年2月、治療前。重度の歯周病　　　　■ 2006年5月、治療後

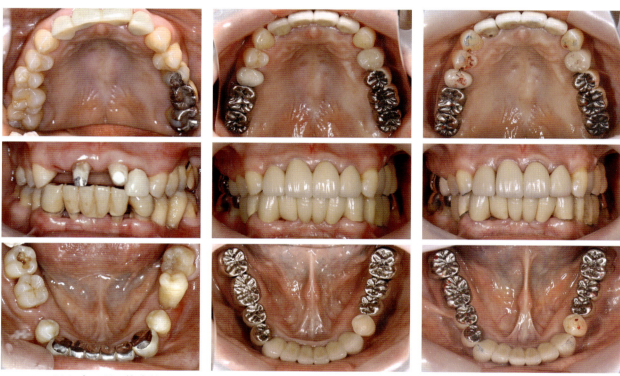

■ 2001年2月、治療前　　　■ 2006年5月、最終補綴終了時　　　■ 2016年7月、メインテナンス中

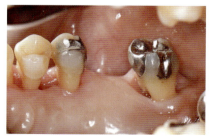

図❼　炎症が消退し根分岐部の露出と下部鼓形空隙が大きくなり、ブラッシングが困難な状態

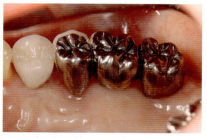

図❽　⎿7 根分岐部の清掃困難により、ヘミセクションし、軸面形態をブラッシングしやすい形態に仕上げる

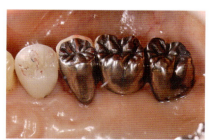

図❾　メインテナンス10年後

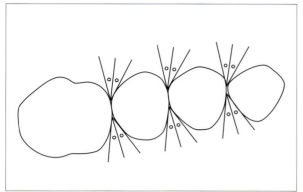

図❿　毛先を誘導しやすくするための頬舌側鼓形空隙のイメージ

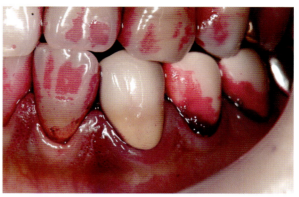

図⓫　ポーセレンの力。|2 天然歯、|3 PFM、|4 5 ハイブリッドレジン（別症例）

7）、天然歯根と同じ形態にすると、下部鼓形空隙が大きくなりすぎて歯頸部へ歯ブラシの毛先を到達させにくい。そのため、マージン部より豊隆を与えて下部鼓形空隙を小さくし、歯頸部に毛先が誘導される形態にする。

　小臼歯・大臼歯・下顎前歯などの隣接面では根面形態が凹面を有していることが多いが、マージン部は凹面であっても、できるかぎりすぐにストレートもしくは凸面に移行する形態にする。これにより、歯頸部のブラッシングが歯ブラシの毛先のみで行いやすくなる。

　図7は、歯周基本治療が終了した時点である。下部鼓形空隙が大きくなりすぎ、|7 にⅢ度の根分岐部病変が存在した。状態のよい頬側根を残し口蓋根をヘミセクションして、歯頸部や下部鼓形空隙に歯ブラシの毛先が誘導されやすい形態にした（図8）。10年経過後も良好な状態を維持できている（図9）。逆に頬舌側の根分岐部の歯肉縁付近は、毛先を根分岐部に誘導するために凹面で仕上げる（症例3：図25）。

2）咬合面側からみた歯冠形態（症例2、3、図10）

　こちらも解剖学的形態に準じる。頬舌側の鼓形空隙の二等分線が図10のように近心に向く形態にする。これにより毛先がスムーズに隣接面に誘導される。

3．歯垢の付きにくい歯冠修復

　臨床経験上、最も歯垢の付きにくい材質は、しっかりとグレージングされ、研磨されたポーセレンであり、続いてメタル、レジンとなる（図11）。サルカス内にマージンがくる場合は、適合のよいポーセレンかメタルであれば、歯周病の大きなリスクにはならないと思われる。

　しかしながら、SPT時にサルカス内のポーセレンに対して、超音波スケーラーなどを無造作に使用すれば、ポーセレンがチップし粗造面ができてしまう。ポーセレンマージンに超音波スケーラーなどを使用する場合は、繊細な手技が必要となる。

　当院では、ポーセレンが装着された歯には、DENT.EX onetuft systema（ライオン歯科材）によるサルカス内の清掃のみでSPTを終了し、歯肉の変化を観察する。炎症がみられた場合には、サルカス内の観察を行い、細菌の停滞因子となっている原因の除去を行う。原因としては歯石の再付着、セメントの取り残し、セメントの部分的ウォッシュアウト、歯冠修復の脱離、カリエスなどが考えられる。

　図12aの歯肉の炎症は、歯科衛生士の丹念なSPTでも消退しなかった。精査の結果、連結した歯冠修復の部分的脱離であったため、歯冠修復を再製することで対応した（図12b、c）。ベテラン歯科衛生士の歯肉の変化を見る目に感謝した症例である。

歯周組織にかかる力のコントロールのための歯冠修復とは

　現在さまざまな咬合理論があり、そのすべてに

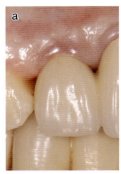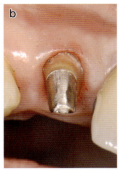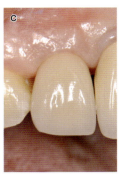

図⓬a～c　2010年3月、SPTで炎症が消退しない。よく観察すると連結していた <u>2</u> のみ脱離し、セメントのウォッシュアウトを認めたため、補綴の再製を行った

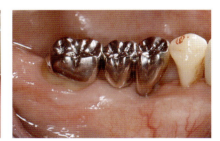

図⓭　ジグリングフォースの分散や食片圧入防止のための連結

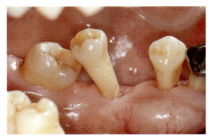

図⓮　病的歯牙移動を起こした状態

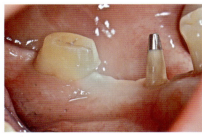

図⓯　部分矯正により歯軸を改善し、歯根にかかる咬合力の方向を垂直化

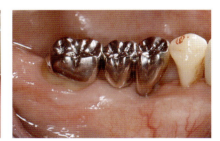

図⓰　最終補綴物装着時

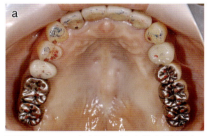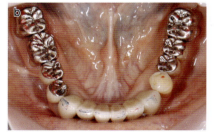

図⓱a、b　咬合面の縮小化と接触点の中心化（2011年）

精通し、取り入れることは不可能である。筆者は咬合に関して勉強不足であるが、与える咬合については、20年間の歯周治療を通して得られた臨床実感がある。さまざまな咬合理論や理想的な咬合接触点の与え方などは他書に譲り、いままでの臨床実感から得られたことを述べたい。

力は直接的な歯周病の原因にはならないというのが定説であるが、歯周病を進行させる修飾因子であることはほぼ間違いない。いかにして歯周組織にかかる力を減弱するかが、歯周病の進行を抑制するためには重要となる。ここでは、歯冠修復による力のコントロールについて、3つのポイントを考察してみたい。

1．歯周組織に過剰な力がかからない歯冠修復

歯周組織に過剰な力がかからない歯冠修復のポイントは、咬頭干渉・早期接触（以下、2つまとめて干渉と略す）がないことである。歯周病に罹患した歯は、病的に歯牙移動し干渉を引き起こす。干渉がある歯は咬合接触時に過剰な力を受けるため、まずは干渉を除去しつつ炎症のコントロールを行い、病的な歯牙移動が起こらない状態にする。

また、干渉があると歯根膜受容器への情報が変化し、中枢神経系を介して間接的に咀嚼筋の活動が亢進すると報告されている。そのため、干渉を除去することにより、神経筋機構に働きかけ、咀嚼筋の活動を減弱させることも重要である。

症例3　クレンチングを誘発し、ジグリングフォースがかかる歯に局部的な重度の歯周炎を引き起こしているため、病的な歯周環境を改善し、力のコントロールを行う補綴修復物で咬合再構成した症例

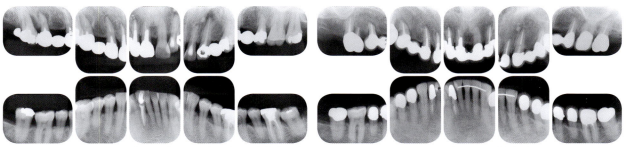

■2002年7月、治療前。炎症と力による部分的な重度歯周炎　　　　■2009年10月、治療後

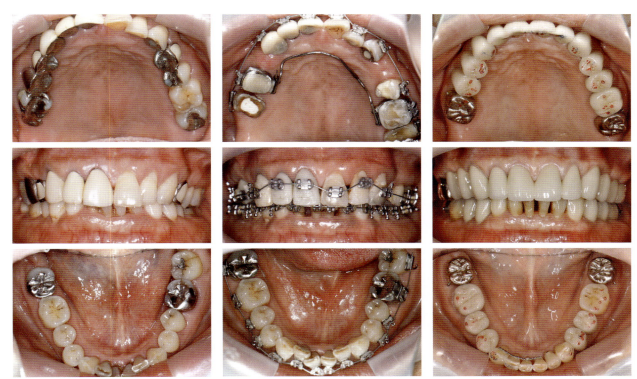

■2002年7月、治療前　　　　■2003年6月、矯正治療中　　　　■2009年10月、メインテナンス中

　歯周病が進行し支持骨量が減少している場合は、数歯にわたって連結し、力をバランスよく分散させることも大切である（症例2、3）。

　病的な歯牙移動を起こし傾斜した歯は、咬合力が歯軸方向を外れるので、矯正治療により歯軸を垂直化した後に歯冠修復を行う（図14～16）。

　具体的に前歯部歯冠修復では、25μmの咬合紙が抜ける程度の自由度をもたせて、臼歯部に比べ咬合接触を弱く当てるようにする（症例3：図26）。臼歯部歯冠修復では歯根を揺さぶるジグリングフォースを減少させるために、咬合面は必要最小限の大きさとし、咬合接触点を咬合面の中心（咬合接触点の中心化）に寄せるように設定する（症例2：図17a、b、症例3）。

　そして、干渉をなくすために、後方臼歯ほど咬頭傾斜角を緩やかにする。これにより、はまり込みや抱え込みのない咬合面形態にする（図18～21）。

　また、歯冠修復後も経過観察時に動揺度やフレミタスをチェックし、それに基づいた咬合調整や歯冠形態修正を行う必要がある。

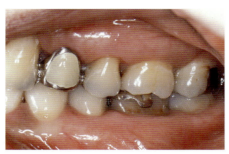

図⓲　上顎頬側咬頭が下顎を抱え込んでクレンチングを誘発しジグリングフォースがかかる状態

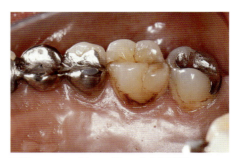

図⓳　はまり込みの強い咬合面形態

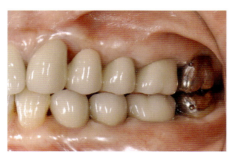

図⓴　咬合異常がなくジグリングフォースがかかりにくい形態

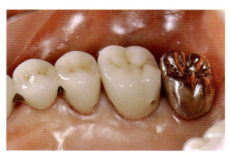

図㉑　はまり込みの弱い咬合面形態

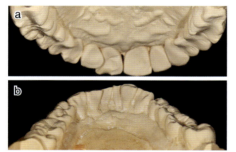

図㉒ a、b　抱え込みやはまり込みの強い咬合面形態と歯列

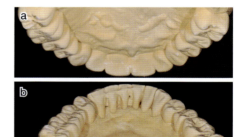

図㉓ a、b　咬合異常のないアーチインティグリティのとれた歯列

2．歯列全体で均等に咬合力を負担できる歯冠修復

歯列全体では、歯牙単位で行った歯冠修復を全体のバランスを考えながら行う。まず安定した顆頭位とリラックスした筋肉位を再現した下顎位を求める。そして、両側臼歯部の咬合支持を回復し、干渉のない左右均等な歯列を再構築する。

最後に、アンテリアガイダンスと連続性のある臼歯部の咬頭傾斜によって、適切な臼歯離開咬合を付与する。以上を満たすことにより、均等に咬合力を負担できる歯列になる（**図22～24、図27**）。

3．食片圧入の起きない歯冠修復

食片圧入には大別して2種類ある。歯肉退縮で下部鼓形空隙が開いて側方から食片が入る水平性食片圧入と、コンタクトの歯冠側から食物が歯間部に強く押し込まれる垂直性食片圧入である。

歯周病のリスクファクターとして主に注意が必要なのは、歯の偏位を起こし、干渉の原因となる後者である。歯冠修復での垂直性食片圧入の原因は、①隣接面コンタクトの喪失（**図28**：約150～200μmの隙間が一番圧入を起こしやすい）、②辺縁隆線の高さの不一致（**図29**）、③隣接面コンタクトポイントの位置不良、④1歯対2歯咬合のプランジャーカスプ（**図30**）などがある。まず、歯冠修復や歯冠形態修正にて、コンタクトポイントを正しく回復する。以下にその方法を示す。

適正な歯間離開度は、コンタクトゲージの50μm

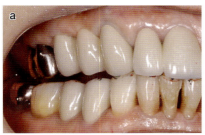
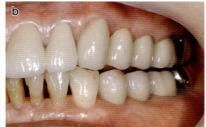
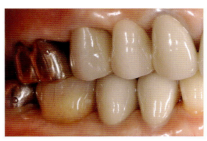

図㉔a、b　前歯のアンテリアガイダンスと臼歯離開咬合

図㉕　6⏌の頬側根分岐部に毛先を誘導しやすい形態

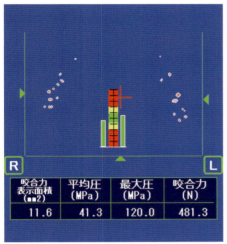
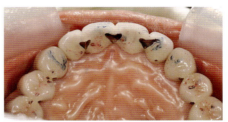

図㉗　犬歯誘導を与えつつさまざまな中間運動時に、できるかぎり限局した強い力が1歯に集中しないようアンテリアガイダンスを調整する

図㉖　臼歯部に比べて前歯部の咬合接触を弱く当てる

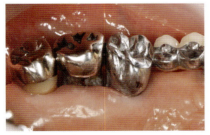
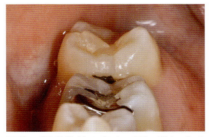
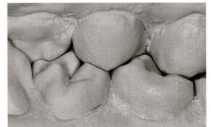

図㉘　オープンコンタクトで不適切な隣接面形態

図㉙　辺縁隆線の高さの不一致による食片圧入

図㉚　プランジャーカスプ

が入り、110μmが入らない。隣接面は基本的に緩い凸面で構成し、接触点を歯冠高径の歯冠側1/4〜1/3、歯冠頬舌径の頬側1/4〜1/3あたりに上下的に0.5〜1mm、頬舌的に1〜2mmのコンタクトエリアを作る。しかし、歯周病に罹患している歯、とくに最後方臼歯や片側の隣接歯がない歯は、コンタクトを回復しても食片圧入が起こることがある。この場合は歯冠修復の連結で対応する（**症例2：図13**）。

以上のように、炎症と力を考慮した歯冠修復を行うことで、歯周病の進行を予防したり遅らせることができる。ただし、それはあくまでも炎症がコントロールできていることが前提であり、基本に忠実な処置の積み重ねのうえに成り立つ。

治療終了後はSPTを行い、注意深い口腔内の観察により、病態として現れたときには、早期の治療介入を行わなければならない。

【参考文献】
1）一〇会ベーシックコーステキスト．
2）小川廣明：包括的歯科診療入門〜現象と時間の視点から〜．デンタルダイヤモンド，2015，2016．
3）草刈玄：カントゥア〜正しい歯冠修復の為に〜．医歯薬出版，東京，1985．
4）南崎信樹，宮下元，長谷川紘司：ブラッシングとポケット内洗浄でみられる細菌叢の変化－歯周ポケット内のプラークをコントロールする－．デンタルハイジーン，10：111-122，1990．

歯周治療時に留意すべき骨粗鬆症の病態

愛知学院大学短期大学部　歯科衛生学科　**稲垣幸司** Koji INAGAKI

骨粗鬆症の現状を把握する！

　女性ホルモンが正常に分泌されているときは、骨代謝（骨のリモデリング）も活発に行われている。しかし、20〜40歳ごろをピークに、加齢とともに生理的に骨量が減少する。とくに、閉経後5〜10年の間に年間骨量減少率3％以上の急速な骨量減少が起こり、10年間の平均骨量減少率は、20％を超えると報告されている（図1）[1,2]。

　そのまま放置すると、骨粗鬆症の領域にまで骨密度は低下する。高齢化に伴い、骨粗鬆症患者は増加し、しかも無自覚に進行することから、骨折（とくに、大腿骨頸部骨折、推計2007年約148,100人、腰椎圧迫骨折：図2）が急増し、寝たきり老人の大きな一因になっている[2]。

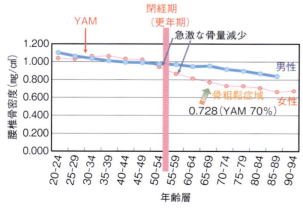

図❶　腰椎骨密度の加齢に伴う推移（日本人の腰椎骨密度（参考文献[1]）より引用改変）〔二重エネルギーX線吸収測定法（DXA法）、測定装置XR〕から作成）、YAM：最大骨量、若年成人平均値（young adult mean）。YAM70％に至るのは女性で65歳ごろとなる

　骨折後は、40％は退院できず寝たきりになったり、骨折後1年以内に10〜20％が死亡するなど、不可逆的に患者の自立度（ADL：activities of daily living）と満足度（QOL：quality of life）が著しく低下し、老人性認知症などの合併症を生じさせる[1,2]。

　骨粗鬆症患者数（40歳以上）は、腰椎か大腿骨頸部のいずれかで骨粗鬆症と判断されたものを骨粗鬆症ありとすると、約1,280万人（男性300万人、女性980万人）と推定されている[2]。したがって、60歳を超えるとおよそ3、4人に1人の患者が、70歳を超えるとおよそ2人に1人の患者が骨粗鬆症を併発している。骨粗鬆症治療薬を服用し、もしくは潜在的な骨粗鬆症患者となり、歯科治療のために歯科を受診する機会は決して、少なくないと考えるべきである。

骨粗鬆症とは？

　2000年の米国国立公衆衛生研究所（NIH：National Institutes of Health）のコンセンサス会議で、「骨粗鬆症は、骨強度（骨密度と骨の質※）の低下によって骨折リスクが高くなる骨格の疾患」と定義された[1,2]。この骨強度は、従来から重視されていた骨密度（BMD：Bone Mineral Density）と骨質の双方を総合的に評価して決定されるものである（図3）。

原発性骨粗鬆症の診断基準を理解する！

　1996年、日本骨代謝学会では、骨粗鬆症の診療

※骨の質、骨質（bone quality）：骨の微細構造、骨代謝回転、微小骨折（マイクロクラック）、石灰化の程度およびコラーゲンなどの骨基質の特性により規定されている。現時点では、骨代謝回転を評価する生化学的骨代謝マーカーから推察する

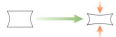
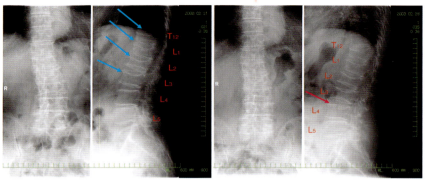

図❷ 腰椎の陳旧性圧迫骨折と新たに生じた第4腰椎圧迫骨折。75歳・女性、特別な誘因もなく腰痛を自覚した。腰椎X線写真上、2000年2月時（左図）には、青の矢印で示した第12胸椎（T12）、第1〜3腰椎（L1、2、3）の陳旧性圧迫骨折が認められていた。3年後（右図、2003年2月）、第4腰椎（L4）に圧迫骨折（右図赤矢印）が新たに確認された。腰椎骨密度は、0.776mg/cm²、若年成人平均値（YAM）74.6％であった（はちや整形外科病院　蜂谷裕道院長のご厚意による）

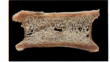
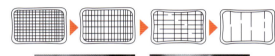
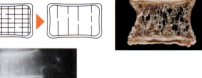
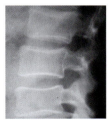
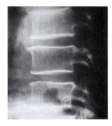

図❸ 腰椎の骨粗鬆症化。骨強度（骨密度と骨の質）の低下によって、骨粗鬆症化が進行する（資料提供：井上哲郎　浜松医科大学名誉教授。X線写真は、はちや整形外科病院　蜂谷裕道院長のご厚意による）

や研究に従事している整形外科、内科（老人科、老年科）、婦人科、放射線科およびスポーツ医学から、日本人における包括的な診断基準[1]を作成した。その後2000年に改訂され、現在、2015年改訂版が適用されている[2]。

すなわち、新しく設けられた原発性骨粗鬆症の診断基準は、従来の診断基準とは異なり、骨折が生じていなくても、設定された骨折閾値以下に骨量減少を来した病態までも骨粗鬆症に包括している。骨密度と脊椎X線像の2つの指標を用いた点、若年基準値からの変化率を用いた点、さらに鑑別診断の重要性を強調した点が特徴である（図4）。

したがって、通院中の骨粗鬆症患者には、主治医に診断、治療経過、投薬、骨密度（BMD）などを確認しておく必要がある。すなわち、軽微な外力（立った姿勢からの転倒もしくはそれ以下の外力）により発生した骨折（脆弱性骨折）がなければ、骨密度がピークである若年成人平均値に比べて、どれくらい低下しているかの比率（YAM：

young adult mean）を把握しておく。YAM70％以下になると、骨粗鬆症の範疇になる（図1、4）。

また、原発性副甲状腺機能亢進症やクッシング症候群などの内分泌系疾患や糖尿病、関節リウマチなどの疾患、ステロイド薬（副腎皮質ホルモン）やワルファリンなどの薬剤、アルコールの飲みすぎや胃切除、悪性腫瘍に対する化学療法などによって、骨粗鬆症が引き起こされることがあり、続発性骨粗鬆症といわれる[2]。

歯周病と骨粗鬆症の関係

骨粗鬆症と歯周病との関係は、1960年代後半より、骨粗鬆症に起因する全身の骨量減少と歯周炎に起因する局所の歯槽骨吸収に関心がもたれ、その因果関係を解明するために多くの研究が報告されている。1966〜2009年12月までの両者の関係を検索した145研究から、35研究を選択して評価したシステマティックレビュー[3]によると、骨粗鬆症と顎骨との関係では、関連性のあるものが18研究

原発性骨粗鬆症の診断は、低骨量を来す骨粗鬆症以外の疾患、または続発性骨粗鬆症の原因を認めないことを前提とし下記の診断基準を適用して行う。

Ⅰ．脆弱性骨折*1あり
　　1．椎体骨折*2または大腿骨近位部骨折あり
　　2．その他の脆弱性骨折*3あり、骨密度（BMD）*4がYAMの80％未満

Ⅱ．脆弱性骨折なし
　　BMD*4がYAMの70％以下または－2.5SD以下

YAM：若年成人平均値（腰椎では20～44歳、大腿骨近位部では20～29歳）

＊1：軽微な外力によって発生した非外傷性骨折。軽微な外力とは、立った姿勢からの転倒か、それ以下の外力を指す。
＊2：形態椎体骨折のうち、2/3は無症候性であることに留意するとともに、鑑別診断の観点からも脊椎X線像を確認することが望ましい。
＊3：その他の脆弱性骨折：軽微な外力によって発生した非外傷性骨折で、骨折部位は肋骨、骨盤（恥骨、坐骨、仙骨を含む）、上腕骨近位部、橈骨遠位端、下腿骨。
＊4：BMDは原則として腰椎または大腿骨近位部BMDとする。また、複数部位で測定した場合にはより低い％またはSD値を採用することとする。腰椎においてはL$_1$～L$_4$またはL$_2$～L$_4$を基準値とする。ただし、高齢者において、脊椎変形などのために腰椎BMDの測定が困難な場合には大腿骨近位部BMDとする。大腿骨近位部BMDには頸部またはtotal hip（total proximal femur）を用いる。これらの測定が困難な場合は橈骨、第二中手骨のBMDとするが、この場合は％のみ使用する。
付記：骨量減少（骨減少）[low bone mass (osteopenia)]：BMDが－2.5SDより大きく－1.0SD未満の場合を骨量減少とする。

図❹　原発性骨粗鬆症の診断基準（参考文献[2]より引用改変）

に対して、関連性のないものが3報告であったが、歯周病所見との関係では、関連性あるもの6報告、関連ないもの5報告と明確な結論は導かれていない状況である。

筆者らは、日本人における歯周病と閉経後骨粗鬆症の関係を把握するために、骨粗鬆症患者の歯周病態を調査し、骨粗鬆症患者は対照群に比べ歯肉出血率（BOP）が高く、歯周病が進行傾向にあると報告した。また、骨粗鬆症に関する自覚症状のない閉経後女性歯周病患者の骨粗鬆症所見を調査し、腰椎骨萎縮が進行しているほど歯槽骨吸収が高度で、BOPが高率となり、歯周病活動度が高い傾向を示すことも報告している[4～7]。

さらに、骨粗鬆症患者の骨粗鬆症治療に伴う顎骨や歯周組織への影響を評価するための前向き研究を行い、ベースライン時に、<u>たとえ骨粗鬆症に罹患していても、適切な歯周治療の介入により、歯周病のコントロールは十分可能</u>であることを追加した[8,9]。

閉経後骨粗鬆症が歯周炎へ及ぼす機序[4,5,14]

閉経後骨粗鬆症は、閉経による卵巣機能の低下によって発症し、女性ホルモンであるエストロゲン分泌の低下が生じる。エストロゲンは、骨代謝調節因子としてのサイトカイン分泌に影響を及ぼす。閉経後女性では、歯周炎の進行過程においてエストロゲン欠乏により、顎骨の歯槽骨BMDも減少し、歯周ポケット内では、T細胞やB細胞の異常、IL-1、IL-6、IL-8、TNF-αなどのサイトカイン、炎症性メディエーターであるPGE$_2$の異常亢進が生じ、発症した歯周炎の進行過程にかなりの悪影響を及ぼすことが考えられる（図5）。

歯周病患者の歯周組織においては、Th17細胞より産生されるIL-17の産生が亢進すること[10,11]が知られており、近年、このIL-17が閉経後骨粗鬆症に重要な役割を示すという報告[12]もある。筆者らは、歯周基本治療により、辺縁歯肉の炎症をコントロールした閉経前女性（12名、72歯、44.2±2.2歳）と閉経後女性（12名、72歯、57.8±1.3歳）の上顎前歯部歯肉溝浸出液（GCF）中のIL-1動態を比較した。その結果、炎症をコントロールした歯周組織であっても、閉経によるエストロゲン欠乏が、アゴニストであるIL-1αやIL-1βだけでなく、アンタゴニストであるIL-1ra（receptor antagonist）の産生亢進にも影響することを報告している[13]。

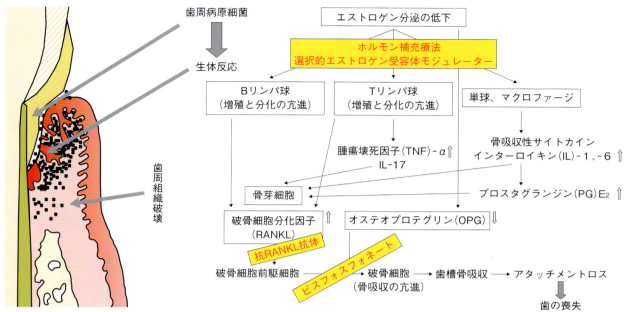

図❺　エストロゲン分泌低下による歯周組織破壊と骨粗鬆症治療（黄色塗りつぶし部分）の影響

したがって、いままで問題なく経過した患者であっても、更年期以降の患者は、プラークに起因する歯肉出血を来しやすく、慢性歯周炎が放置されることにより、より進行が加速されやすいことを留意しておく必要がある。

骨粗鬆症治療の口腔への影響

積極的な骨粗鬆症治療は、それに伴う歯の喪失、無歯顎化、下顎骨BMD、歯槽骨の吸収およびアタッチメントレベル（CAL）に対して、抑制的な効果を示すことが報告されている。骨粗鬆症治療薬剤である女性ホルモン製剤、選択的エストロゲン受容体モジュレーター（SERM）、抗RANKL抗体製剤、ビスフォスフォネート製剤がどのような機序で歯周炎の進行を抑制し得るかについては、図5（黄色塗りつぶし部分）に示した。

ヒトにおいて、骨粗鬆症治療薬剤のなかで、とくに、女性ホルモン、エストロゲンは、歯の喪失、無歯顎化、下顎骨BMDの減少、歯槽骨の吸収およびCALに対して、抑制的な効果があることが数多く報告されている[8, 9, 14]。

骨吸収抑制剤であるビスフォスフォネートのヒトへの応用研究により、歯周炎の進行の抑制に寄与している可能性は報告されているが、ビスフォスフォネート長期投与患者に対する抜歯などの処置による難治性の顎骨壊死の可能性も示唆されているため、主治医と相談のうえ、慎重に対処する必要がある[15, 16]。

また、近年、新しい骨粗鬆症治療薬剤として抗RANKL抗体製剤の有効性についての報告がなされている[17]が、この薬剤に関しても、ビスフォスフォネートと同様に顎骨壊死の可能性があるため、今後、注意が必要と思われる。

歯科での骨粗鬆症のスクリーニング

60歳を超えると、およそ3、4人に1人、70歳を超えると、およそ2人に1人の女性患者が、骨粗鬆症域となる（図1）。すなわち、潜在的な骨粗鬆症患者が、歯科治療のために歯科を受診する機会は少なくないと考えられる。その際、撮影するパノラマX線写真は、顎関節、歯やその周囲の歯槽骨などを診断に用い、歯科疾患の治療に不可欠である。

田口らは、このパノラマX線写真を用いオトガイ孔下部の下顎骨皮質骨指標が、閉経後骨粗鬆症患者のスクリーニングに有用であることを報告した[18〜20]。そして、パノラマX線写真による骨粗鬆症スクリーニング能力が、医科での質問表によ

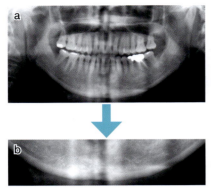
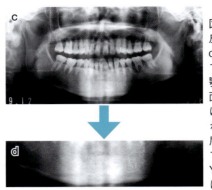

図❻ パノラマX線写真の下顎骨下縁皮質骨部の骨粗鬆症化度と腰椎BMD。a、cともに、55歳・女性で、現在歯数28本である。aは歯槽骨吸収がわずかで、下顎骨下縁皮質骨部は正常で皮質骨内側表面がスムーズである。一方、cは全顎的に中等度から重度な歯槽骨吸収がみられ、下顎骨下縁皮質骨部の粗鬆症化が高度である。b、dは、それぞれの拡大像である。腰椎BMDは、aは1.045g/cm²、YAM100.5%と正常であるのに対して、cは0.673g/cm²、YAM 62.4%であった

るスクリーニング能力と同等であることがすでに確認されている[19]。

歯科治療のために撮影されたパノラマX線写真から、骨粗鬆症のスクリーニングを行うことができれば、骨粗鬆症患者予備軍が早期に生活習慣を見直す契機にもなり、歯周組織も含めた口腔の健康向上にも寄与することになる（図❻）。

まとめ

閉経後骨粗鬆症において、歯周炎の進行過程におけるエストロゲン分泌の低下による影響が明確になりつつある。また、骨粗鬆症治療が全身の骨代謝へ及ぼす影響と同時に、局所の歯周炎の進行を抑制できる可能性が、ホルモン補充療法、ビスフォスフォネートやサプリメント投与において、報告されてきている。一方、ビスフォスフォネート服用患者における抜歯などの処置による難治性の顎骨壊死も可能性が示唆されている。

現在、40歳以上の女性の骨粗鬆症域人口は増加しているにもかかわらず、大多数を占める閉経後骨粗鬆症患者は、骨折を起こすまで自覚症状がない。そのため、医科を受診する機会が少なく、骨粗鬆症治療を受けている患者数は200万人に満たないといわれている。すなわち、潜在的骨粗鬆症患者は、歯科疾患の治療のために歯科を受診する機会が少なくないと考えられる。したがって、歯科における骨粗鬆症スクリーニングにより、医科歯科連携を図ることがよりいっそう大切である。

症例　原発性骨粗鬆症

患者：44歳、女性（早期閉経：図❼）

初診日：1987年8月
主訴：歯肉出血
喫煙歴：なし
習癖：クレンチング、口呼吸
歯周病診断：軽度慢性歯周炎、辺縁組織の退縮 Miller 1級（3 2|2 3、4 3|3）

歯周基本治療を行い、再評価後、1990年ごろより、サポーティブペリオドンタルセラピー（SPT）に移行した。辺縁歯肉に軽度の炎症は見られるものの、辺縁組織の退縮部はすべて改善傾向にあった。子宮内膜症にて、卵巣と子宮を切除摘出したため、41歳で閉経していたが、近在の婦人科にてホルモン補充療法を行い、顕著な更年期症状もなく経過していた（図❽）。

骨粗鬆症健診を勧め、54歳時（1997年）、近在の整形外科病院にて、腰椎、大腿骨のBMDの測定を行った。その結果、腰椎BMD 0.728g/cm²、YAM 70.0%と骨粗鬆症の境界領域であった（図❾）。

その後、毎年、BMDを測定して経過をみていたが、60歳（2003年）時、YAMが67.8%と70%以下となったため、原発性骨粗鬆症と診断され、薬物治療（ビスフォスフォネート製剤：アレンドロン酸ナトリウム、ボナロン®〔帝人ファーマ〕）を開始した。薬物治療は、61歳時より薬剤変更（ビスフォスフォネート製剤：リセドロン酸ナトリウム、ベネット®〔武田薬品工業〕）しているが、徐々にYAMは上昇し、80%を超えてきている。

69歳（2012年）時に一時休薬し、6|部近心頬側根を歯根切除した。その後、投薬を再開しているが、YAMはさらに上昇し、73歳（2016年）時には腰椎BMD 1.043g/cm²、YAM 93.0%にまで改善

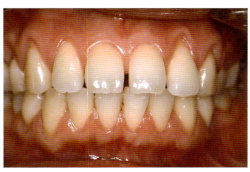
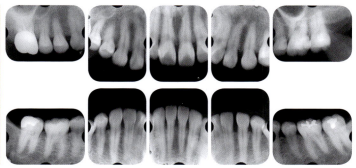

図❼ 歯肉出血を主訴に来院した44歳・女性の初診時（1987年8月）の口腔内写真とデンタルX線写真。41歳の早期閉経であった

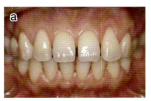
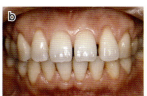

図❽ a：歯周基本治療を行い、1990年ころより、サポーティブペリオドンタルセラピー（SPT）に移行した（1990年11月、47歳）。b：辺縁歯肉に軽度の炎症は見られるものの、初診時の辺縁組織の退縮部は、すべて改善傾向（クリーピング現象）にあった（1997年1月、54歳）。同時期に腰椎BMDを測定したところ、0.728g/c㎡（YAM70.0%）と骨粗鬆症の境界領域であった

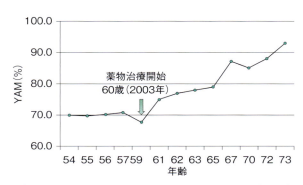

図❾ 腰椎BMDの若年成人平均値に対する比率（YAM）の推移

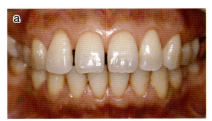
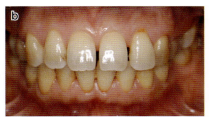
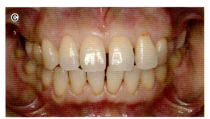

図❿ a：SPT時、薬物治療（ビスフォスフォネート製剤：アレンドロン酸ナトリウム、ボナロン®）を開始した（2003年11月、60歳）。b：BMDの改善に伴い、ビスフォスフォネート製剤を一時休薬し、6̲部近心頬側根を歯根切除した（2012年1月、69歳）。c：辺縁歯肉に軽度の炎症が見られるものの、スケーリング・ルートプレーニングや口腔清掃指導により、歯周組織の喪失を伴うことなく、SPTを継続している（2016年9月、73歳）

された。辺縁歯肉に軽度の炎症が見られるものの、スケーリング・ルートプレーニングや口腔清掃指導により、辺縁組織の退縮部はすべて改善され、歯周組織の喪失を伴うことなく、初診から29年が経過し、現在もSPTを継続している（図10、11）。

パノラマX線写真による下顎骨下縁皮質骨は、粗鬆症化が始まっていたが、薬物療法につれて皮質骨内側表面がスムーズとなり、健全な皮質骨に改善されてきている（図12）。

SPT開始から27年になる2016年時には、PCRは10%以下、PD 5 mm以上は1部位、BOP率が18.5%で、日本歯周病学会のSPT時のリスク評価基準[21, 22]に準じると、BOP率以外は低リスクであった。BOP率を上げないように留意しながら、今後もSPTを継続して行っていく予定である（図13）。

【参考文献】
1）折茂 肇，杉岡洋一，福永仁夫，武藤芳照，佛淵孝夫，五来逸夫，中村哲郎，串田一博，田中弘之，猪飼哲夫：原発性骨粗鬆症の診断基準（1996年度改訂版）．Osteoporosis Jpn，4：643-652，1996．
2）折茂 肇：骨粗鬆症の予防と治療ガイドライン2015年版第1版．ライフ・サイエンス出版，東京，2015．
3）Martínez-Maestre MA, González-Cejudo C, MacHuca G,

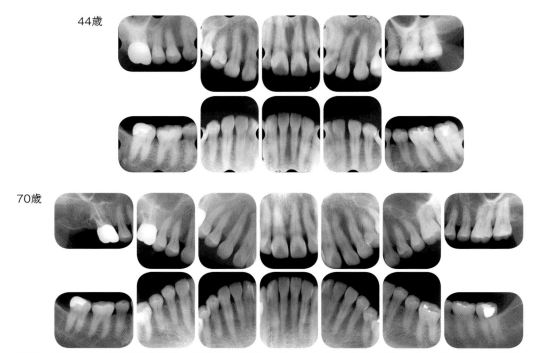

図⓫ デンタルX線写真の比較。初診時1987年8月（上）と26年後の2013年2月（下）。6⏌近心頬側根は、2012年2月に歯根切除しているが、その他の部位は歯槽骨を喪失することなく経過している

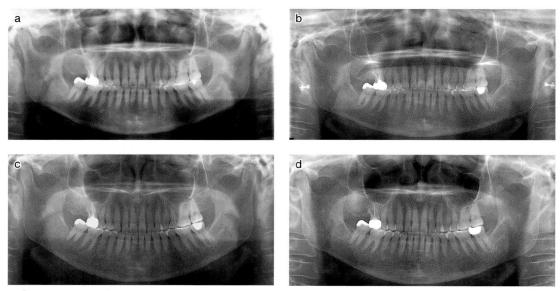

図⓬ パノラマX線写真の比較。a：骨密度低下時、2002年8月、59歳、b：薬物療法3年後、2006年10月、63歳、c：薬物療法6年後、2009年2月、66歳、d：休薬4年後、2016年9月、73歳。正常な下顎骨下縁皮質骨は、両側とも皮質骨内側表面がスムーズである（a）。下顎骨下縁皮質骨は、粗鬆症化が始まっていたが（a）、薬物療法につれて皮質骨内側表面がスムーズになり（b、c）、健全な皮質骨になってきている（d）

Torrejón R, Castelo-Branco C.：Periodontitis and osteoporosis：A systematic review. Climacteric 13：523-529, 2010.
4）稲垣幸司，野口俊英，Krall EA：財団法人ライオン歯科衛生研究所編　長谷川紘司，野口俊英，山田　了，花田信弘，眞木吉信，山崎洋治（編），歯周病と骨粗鬆症との関係をめぐって，新しい健康科学への架け橋　歯周病と全身の健康を考える．医歯薬出版，東京，2004：110-121.
5）稲垣幸司，野口俊英：Periodontal Medicine　最近の潮流から―いまあきらかになっていること(前編)・(後編)―．ザ・クインテッセンス，24：41-54, 79-89, 2005.
6）Inagaki K, Kurosu Y, Kamiya T, Kondo F, Yoshinari N, Noguchi T, Krall EA, Garcia RI：Low metacarpal bone density, tooth loss, and periodontal disease in Japanese women. J Dent Res, 80：1818-1822, 2001.
7）Inagaki K, Kurosu Y, Yoshinari N, Noguchi T, Krall EA, Garcia RI：Efficacy of periodontal disease and tooth loss to screen for low bone mineral density in Japanese

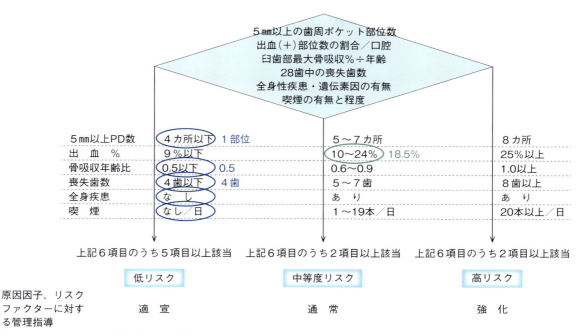

図⓭　SPT時のリスク評価（参考文献[22]より引用改変）（2016年1月）。PD5mm以上1部位、喪失歯1歯、喫煙歴なし。骨吸収年齢比0.5、全身疾患なし⇒低リスク、BOP18.5％⇒中等度リスク

women. Calcif Tissue Int, 77：9-14, 2005.
8）稲垣幸司，坂野雅洋，山本弦太，石原裕一，野口俊英，森田一三，中垣晴男，三木隆己，中 弘志，田口 明，谷本啓二，Elizabeth A. Krall：閉経後骨粗鬆症患者の口腔内所見と骨粗鬆症治療に伴う口腔への影響．Osteoporosis Jpn, 15：591-597, 2007.
9）坂野雅洋，稲垣幸司，山本弦太，野田貴弘，野口俊英，森田一三，中垣晴男，井澤浩之，蜂谷裕道，細井延行，三木隆己：閉経後女性の歯周病と骨粗鬆症所見の関係および骨密度評価継続者の歯周病所見の変化．Osteoporosis Jpn, 17：563-569, 2009.
10）Vernal R, Dutzan N, Chaparro A, Puente J, Antonieta Valenzuela M, Gamonal J：Levels of interleukin-17 in gingival crevicular fluid and in supernatants of cellular cultures of gingival tissue from patients with chronic periodontitis. J Clin Periodontol, 32：383-389, 2005.
11）Mitani A 1 Niedbala W, Fujimura T, Mogi M, Miyamae S, Higuchi N, Abe A, Hishikawa T, Mizutani M, Ishihara Y, Nakamura H, Kurita K, Ohno N, Tanaka Y, Hattori M, Noguchi T：Increased expression of interleukin (IL) -35 and IL-17, but not IL-27, in gingival tissues with chronic periodontitis. J Periodontol, 86：301-309, 2015.
12）Tyagi AM, Srivastava K, Mansoori MN, Trivedi R, Chattopadhyay N, Singh D：Estrogen deficiency induces the differentiation of IL-17 secreting Th17 cells：a new candidate in the pathogenesis of osteoporosis. PLoS One, 7：e44552, 2012.
13）夫馬大介，稲垣幸司，石原裕一，小出雅則，林潤一郎，田中繁寿，祖父江尊範，伊藤貴志，岩田武久，鈴木万里代，黒須康成，佐藤連造，坂野雅洋，杉石 泰，吉成伸夫，野口俊英：閉経が歯肉溝滲出液中のインターロイキン-1濃度に及ぼす影響．日歯周誌, 46：259-265, 2004.
14）稲垣幸司，山本弦太，永坂太郎，三谷章雄：骨粗鬆症に併存する他科疾患～その骨病態と対応　歯周病．骨粗鬆症治療, 14(3)：220-228, 2015.
15）Yoneda T, Hagino H, Sugimoto T, Ohta H, Takahashi S, Soen S, Taguchi A, Toyosawa S, Nagata T, Urade M.：Bisphosphonate-related osteonecrosis of the jaw：position paper from the Allied Task Force Committee of Japanese Society for Bone and Mineral Research, Japan Osteoporosis Society, Japanese Society of Periodontology, Japanese Society for Oral and Maxillofacial Radiology, and Japanese Society of Oral and Maxillofacial Surgeons. J Bone Miner Metab, 28：365-383, 2010.
16）Khan AA, Morrison A, Hanley DA, Felsenberg D, McCauley LK, O'Ryan F, Reid IR, Ruggiero SL, Taguchi A, Tetradis S, Watts NB, Brandi ML, Peters E, Guise T, Eastell R, Cheung AM, Morin SN, Masri B, Cooper C, Morgan SL, Obermayer-Pietsch B, Langdahl BL, Al Dabagh R, Davison KS, Kendler DL, Sándor GK, Josse RG, Bhandari M, El Rabbany M, Pierroz DD, Sulimani R, Saunders DP, Brown JP, Compston J：Diagnosis and management of osteonecrosis of the jaw：a systematic review and international consensus. J Bone Miner Res, 30：3-23, 2015.
17）Cummings SR, San Martin J, McClung MR, Siris ES, Eastell R, Reid IR, Delmas P, Zoog HB, Austin M, Wang A, Kutilek S, Adami S, Zanchetta J, Libanati C, Siddhanti S, Christiansen C：Denosumab for prevention of fractures in postmenopausal women with osteoporosis. N Engl J Med, 361：756-765, 2009.
18）田口 明：歯科用パノラマX線写真による骨粗鬆症スクリーニング．日本歯科評論, 64：75-82, 2004.
19）Taguchi A, Suei Y, Sanada M, Ohtsuka M, Nakamoto T, Sumida H, Ohama K, Tanimoto K：Validation of dental panoramic radiography measures for identifying postmenopausal women with spinal osteoporosis. Am J Roentgenol, 183：1755-1760, 2004.
20）Calciolari E, Donos N, Park JC, Petrie A, Mardas N：Panoramic measures for oral bone mass in detecting osteoporosis：a systematic review and meta-analysis. J Dent Res, 94（3 Suppl）：17S-27S, 2015.
21）日本歯周病学会：歯周病の検査・診断・治療計画の指針2008　第1版．医歯薬出版，東京，2008：39-40.
22）日本歯周病学会：歯周治療の指針2015　第1版．医歯薬出版，東京，2016：73-75.

歯周治療時に留意すべき歯肉増殖の病態
見極め（診断）と治療の実際

愛知学院大学短期大学部　歯科衛生学科　**稲垣幸司** Koji INAGAKI

歯肉増殖（gingival enlargement、gingival overgrowth）

　日常臨床において、細菌性プラークに起因する歯肉炎症に伴う歯肉発赤・腫張は、歯周基本治療を的確に行い、原因となる細菌性プラークを除去することで治癒に繋がる。

　一方、細菌性プラークに起因する炎症とは異なる、歯肉組織のコラーゲン線維の過剰増殖による歯肉増殖（肥大）には、以下の2つの病態がある。すなわち、服用薬剤に起因する**薬物性歯肉増殖**と遺伝的に突発性に発現する**遺伝性歯肉線維腫症**である。

　しかし、このような歯肉増殖であっても、細菌性プラークに起因する急性炎症が混在していることが多いので、まずは歯周基本治療におけるプラークコントロールにより、急性炎症を改善させることが必須である。

薬物性歯肉増殖

　抗てんかん薬であるフェニトイン（ヒダントイン系）に起因する歯肉増殖について、1939年Kimballが最初に報告して以降、いままでに20以上の薬剤による歯肉増殖の可能性が報告されている[1,2]。

　すなわち、歯肉増殖を引き起こす可能性のある薬剤として、抗てんかん薬（anticonvulsants）、カルシウム拮抗薬（calcium channel blockers；Ca拮抗薬）、免疫抑制薬（immunosuppressants）が挙げられる（表1）。

　これらの薬剤の薬理作用や標的細胞は異なっているが、2次的な標的細胞は共通しており、それが歯肉結合組織に作用し、歯肉増殖を来す[1,3]。臨床的には、薬剤により線維性因子と炎症性因子の度合いが異なる（図1）[3]。

　すなわち、抗てんかん薬に起因する歯肉増殖は、結合組織増殖因子（Connective Tissue Growth Factor、CCN 2 Protein）活性が高くなり、線維化因子が強くて、炎症性因子は弱く、線維性で硬い歯肉増殖像を呈する。免疫抑制薬に起因する歯肉増殖は、炎症性因子が強く、線維化因子は弱く、浮腫性で軟らかい歯肉増殖像となる。Ca拮抗薬に起因する歯肉増殖は、その中間像となる（図2）[3]。

　一般的に、てんかんの発症年齢は3歳以下が最も多く[4]、抗てんかん薬に起因する歯肉増殖は、若年者の発症が多くなるため、歯槽骨まで歯周病変が波及していない段階の歯肉だけに限局した歯肉増殖になる。一方、Ca拮抗薬や免疫抑制薬は、若年者よりもすでに歯周組織全体に歯周病変が波及し、慢性歯周炎に罹患した中高年期に服用が始まる。したがって、慢性炎症が残存する歯周ポケットに歯肉増殖が追加発症することも、前述の臨床像に影響している。

関連疾患の現状

　てんかん患者数は、人口10万人あたりほぼ200〜

表❶ 薬物性歯肉増殖との関連が示唆されている薬剤

薬剤名			薬物性歯肉増殖症との関連を示した最初の症例報告	発症率
分類	一般名	主な商品名		
抗てんかん薬 / ヒダントイン系薬	フェニトイン（phenytoin）	アレビアチン（Aleviatin） ヒダントール（Hydantol） ダイランチン（Dilantin）*1	1939 Kimball	50%
抗てんかん薬 / バルビツール酸系薬	フェノバルビタール（phenobarbital）	フェノバール（Phenobal）	1961 Panuska et al.	＜5%
抗てんかん薬 / バルビツール酸系薬	プリミドン（primidone）	プリミドン（Primidone）	1967 Nally	?
抗てんかん薬 / 分枝脂肪酸系薬	バルプロ酸ナトリウム（sodium valproate）	デパケン（Depakene） バレリン（Valerin）	1979 Syrjanen et al.	まれ
抗てんかん薬 / γ-アミノ酪酸系薬	ビガバトリン（vigabatrin）	サブリル（Sabril）*1	1997 Katz et al.	まれ
降圧薬 / カルシウム拮抗薬（ジヒドロピリジン系）	ニフェジピン（nifedipine）	アダラート（Adalat） ヘルラート（Herlat） セパミット（Sepamit）	1984 Lederman et al. 1984 Ramon et al.	6～15%
降圧薬 / カルシウム拮抗薬（ジヒドロピリジン系）	ニトレンジピン（nitrendipine）	バイロテンシン（Baylotensin）	1990 Brown et al.	?
降圧薬 / カルシウム拮抗薬（ジヒドロピリジン系）	フェロジピン（felodipine）	ムノバール（Munobal） スプレンジール（Splendil）	1991 Lombardi et al.	まれ
降圧薬 / カルシウム拮抗薬（ジヒドロピリジン系）	アムロジピンベシル酸塩（amlodipine）	アムロジン（Amlodin） ノルバスク（Norvasc）	1993 Smith 1993 Ellis et al.	まれ
降圧薬 / カルシウム拮抗薬（ジヒドロピリジン系）	ニカルジピン塩酸塩（nicardipine）	ペルジピン（Perdipine）	1997 Pascual-Castroviejo & Pascual Pascual	?
降圧薬 / カルシウム拮抗薬（ジヒドロピリジン系）	マニジピン塩酸塩（manidipine）	カルスロット（Calslot）	2002 Ikawa et al.	報告なし
降圧薬 / カルシウム拮抗薬（ベンゾチアゼピン系）	ジルチアゼム塩酸塩（diltiazem）	ヘルベッサー（Herbesser） カルディゼム（Cardizem）*1	1986 Colvard et al.	5～20%
抗不整脈薬 / カルシウム拮抗薬（クラスIV群）	ベラパミル塩酸塩（verapamil）	ワソラン（Vasolan）	1985 Cucchi et al.	＜5%
免疫抑制薬 / リンパ球機能阻害薬（カルシニューリン阻害薬）	サイクロスポリン（ciclosporin）	サンディミュン（Sandimmun） ネオラール（Neoral）	1978 Calne et al.	成人：25～30% 小児：＞70%

（*1：日本では未発売）

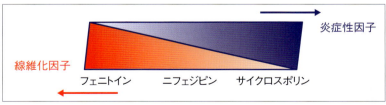

図❶ ヒトでの歯肉増殖に関連する炎症性因子、線維化因子および薬剤との関連性（参考文献3）を引用改変）。臨床的には、左側にいくほど、線維化因子が強くて、炎症性因子が弱く（線維性、硬い歯肉増殖）、右にいくほど、炎症性因子が強く、線維化因子が弱い（浮腫性、軟らかい歯肉増殖）となる

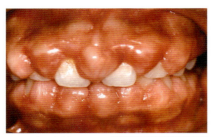
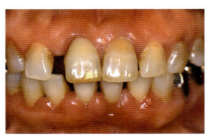
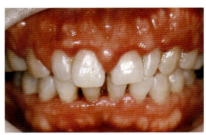

a：22歳・女性。フェニトインに起因　　b：57歳・女性。ニフェジピンに起因　　c：61歳・女性。サイクロスポリンに起因

図❷　薬物性歯肉増殖像。3症例とも急性炎症はみられるが、線維化因子が強く硬い歯肉増殖像（a）に比べ、b、cの症例は、線維化因子よりも炎症性因子がやや強い歯肉増殖像を呈している

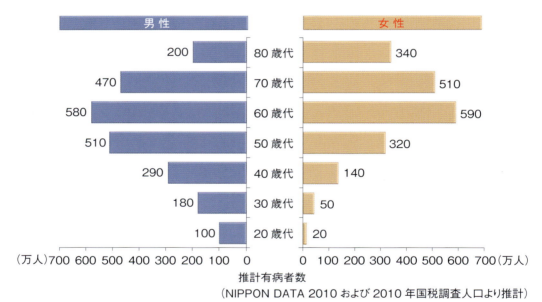

（NIPPON DATA 2010 および 2010 年国税調査人口より推計）

図❸　日本における年齢階層別・男女別の高血圧有病者数（参考文献[8]より引用改変）

300人といわれており[4]、2014年患者調査[5]によると、てんかん患者は約25万人である。次に、免疫抑制薬が関連する臓器移植は、2016年で約200症例[6]、造血細胞移植は年間約5,000症例[7]である。

高血圧治療ガイドライン2014[8]によると、日本の高血圧者数は約4,300万人（男性2,300万人、女性2,000万人）で、とくに高齢者に多く、そのなかで高血圧に起因する死亡者数は年間約10万人と推定され、喫煙に次いで多い（図3）。

一方、2014年患者調査[5]によると、高血圧性疾患が常にトップで、677万8,000人と圧倒的に多く、歯周病444万9,000人、悪性新生物300万8,000人、う蝕283万6,000人、脳血管疾患253万4,000人、糖尿病243万3,000人の順となっている。すなわち、降圧薬を服用した高血圧患者の多くが、2位、4位である歯周病やう蝕のため、歯科医院を訪れていることになる。

各種薬剤の適応症と副作用としての歯肉増殖（表1）[1〜3]

1．抗てんかん薬

　フェニトイン（ヒダントイン系）は、1930年代より、てんかん発作、側頭葉てんかんおよび精神運動発作に適応されている。1939年にフェニトインに起因する歯肉増殖が報告されてから、1960年代以降、成人に対するバルプロ酸（分岐脂肪酸、valproic acid）、バルビツール酸系（phenobarbitone）の長期服用による歯肉増殖が報告されているが、発現率も低く報告例も少ない。新しい抗てんかん薬であるγ-アミノ酪酸系(vigabatrin)による歯肉増殖が、1997年（Katzら）に報告されているが、その後は報告されていない。

2．Ca拮抗薬

　Ca拮抗薬は、狭心症や末梢血管障害をもつ高齢者に広く適応されている。ニフェジピン（ジヒドロピリジン系）に起因する歯肉増殖が、1984年（Ledermanら、Ramonら）に報告されて以来、他にジルチアゼム（ベンゾチアゼピン系、diltiazem、Colvardら、1986年）やベラパミル（イプロベラトリル、verapamil、Cucchiら、1985年）による歯肉増殖の可能性が指摘されている。さらに、発現率は少ないが、アムロジピン（ジヒドロピリジン系、amlodipine、Smith、Ellisら、1993年）やフェロジピン（ジヒドロピリジン系、felodipine、Lombardiら、1991年）についても報告されている。

　多くの高血圧患者には、薬物治療が必要である。現在使用されている主要な降圧薬は、Ca拮抗薬、レニン・アンジオテンシン（RA）系阻害薬（アンジオテンシンⅡ受容体拮抗薬〔ARB〕、ACE阻害薬、直接的レニン阻害薬）、利尿薬（サイアザイド系および類似薬、ループ利尿薬、K保持性利尿薬）およびβ遮断薬であり、病態によりα遮断薬、中枢性交感神経抑制薬（メチルドパ、クロニジン、グアナベンズ）などが加えられる。大規模臨床試験による予後改善のエビデンスから、利尿薬、Ca拮抗薬、ACE阻害薬、ARBが第一選択薬となる[8]。

　したがって、Ca拮抗薬に起因すると思われる歯肉増殖では、他系統への薬剤変更の可能性について、主治医に確認する必要がある。

3．免疫抑制薬

　サイクロスポリン（ciclosporin、以前は、cyclosporin A、cyclosporine）は、臓器移植後の拒絶反応防止や関節リウマチのような自己免疫疾患のために広く適応されている。また、ベーチェット病（眼症状のある場合）、尋常性乾癬（皮疹が全身の30％以上に及ぶもの、あるいは難治性の場合）、再生不良性貧血（重症）、ネフローゼ症候群、全身性重症筋無力症の治療においても投与する場合がある。サイクロスポリンに起因する歯肉増殖は、最初に1978年（Calneら）に報告されている。

歯肉増殖の発現率[1〜3]

　歯肉増殖の発現率には大きなバラツキがあり、適正な評価は困難である。その理由は、歯肉増殖の評価法のバラツキ（とくに医科と歯科の間）、対象患者のバラツキ（入院患者と外来患者）、治療を受けている疾患の差違、年齢、他の併用療法、歯周組織のコントロール状態などに影響を受けているからである。

　フェニトインに起因する歯肉増殖の発現率は、外来患者で約50％である。バルプロ酸は成人では少ないが、小児ではいくつかの報告がみられる。

　ニフェジピンに起因する歯肉増殖の発現率は、6〜15％とばらついているが、適切にコントロールされたcommunity-based study（Ellisら、1999年）では、ニフェジピンに起因する歯肉増殖の発現率はわずか6％であった。また、ジルチアゼム、ベラパミル、アムロジピンやフェロジピンによる歯肉増殖の発現率は、かなり低い。

　15種類のCa拮抗薬による歯肉増殖症発現頻度を検討した報告[9]では、日本人1,467名（1991〜2007年、Ca拮抗薬服用3ヵ月以上）のなかでは、ニフェジピン（7.6％）が最も高く、ジルチアゼム（4.1％）、マニジピン（1.8％）、アムロジピン（1.1％）、ニソルジピン（1.1％）、ニカルジピン（0.5

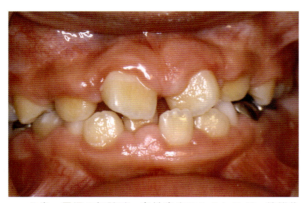
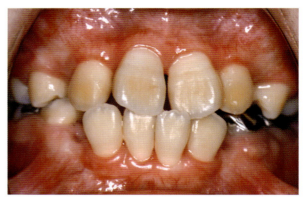

a：9歳・男児の初診時。急性炎症はみられるが、線維化因子が強い硬い典型的な歯肉増殖像であった。てんかん発作のためフェニトインの投与を受けていた。担当の脳神経外科医に対診し、フェニトインを他系の薬剤に変更するとともに、口腔清掃を徹底し、歯肉切除術を行うことにした。上顎前歯部は上唇小帯切除を併用した歯肉切除を行った。一方、下顎前歯部は、口腔前庭拡張術を伴った歯肉切除を行った

b：術後3ヵ月。生理的歯肉形態に改善されている

図❹　フェニトインに起因する薬物性歯肉増殖の治療経過

％）の順であった。

さらに、フランスのデータベース（1984～2010年）をまとめた報告[10]によると、薬剤の副作用401,831事例中、歯肉増殖は147例（0.04％）で297種の薬剤の可能性が疑われ、男性（58.5％）、40～60歳の年齢層（58.5％）で多く、147例歯肉増殖の薬剤発現頻度は、Ca拮抗薬30.6％（平均年齢57歳）、免疫抑制薬15.2％（平均年齢41歳）、抗てんかん薬10.1％（平均年齢38歳）の順であった。

サイクロスポリンに起因する歯肉増殖の発現率もバラツキがあるが、エビデンスレベルの高いコントロールされた研究によると、25～30％くらいである。しかし、小児の心臓や肺の移植患者では、かなり高頻度に歯肉増殖がみられるようである。

歯肉増殖の臨床像

薬剤に起因する歯肉増殖は、服用後1～3ヵ月以内に発症するといわれている。また、前述の報告[10]によると、歯肉増殖発現までの服用期間は、最初の3ヵ月以内に最初のピーク（29％）があり、次のピークは12ヵ月以降（42％）で、薬剤別では免疫抑制薬が早く（平均13ヵ月）、Ca拮抗薬（平均22ヵ月）、抗てんかん薬（平均88ヵ月）が遅くなったと報告されている[10]。

歯肉増殖は前歯部唇側に好発し、まず歯間乳頭部からはじまり、プラークなどの局所因子による歯肉炎症に依存しながら、付着歯肉の範囲内で徐々に辺縁歯肉や歯冠側に広がり、線維化していく。また、前述のようにサイクロスポリンに起因する歯肉増殖は、フェニトインに比べ、浮腫性で軟らかく出血性である。

治療方針——薬剤の変更・中止

最も効果的な治療法は、可能であれば服用薬剤の他系への変更、もしくは中断である（図4～6）。長期服用者で線維化の硬い歯肉増殖には当てはまらない場合もあるが、服用薬剤の変更や中断により、1～8週で歯肉増殖が改善される可能性があるので、患者にも歯肉の変化に留意させる（図5、6）[12, 13]。

前述の報告[10]では、薬剤の変更、中断で、およそ40％の症例で歯肉増殖が改善されている。しかし、症例によっては薬剤の変更、中断が困難な場合もあるが、適切な歯周基本治療により改善することも報告されている[14, 15]。

抗てんかん薬では、ヒダントイン系、バルビツ

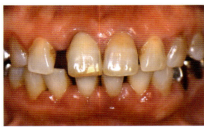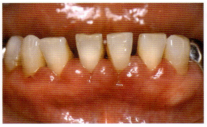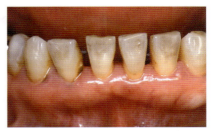

a：57歳・女性の初診時。急性炎症による炎症性因子と線維化因子が混在した歯肉増殖像であった。かかりつけ医にて歯周基本治療を行うも改善されないため、紹介された。高血圧症のため、ニフェジピンを服用していた。担当の内科医に対診し、他系の薬剤に変更するとともに口腔清掃を徹底した

b：薬剤変更2週間後。増殖した歯肉は収縮し、スケーリング・ルートプレーニングを行った

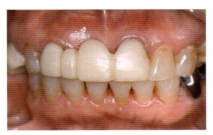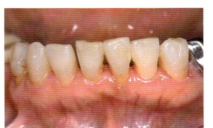

c：約10年経過しているが、辺縁歯肉に急性炎症はみられるも、歯肉の増殖所見は改善され、維持されている

図❺　ニフェジピンに起因する薬物性歯肉増殖の治療経過

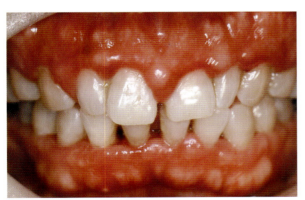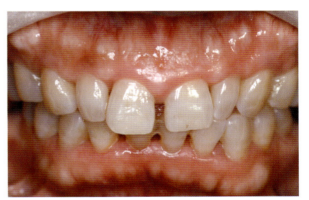

a：61歳・女性の初診時。急性炎症がみられ、炎症性因子が強い歯肉増殖像であった。再生不良性貧血のためサイクロスポリンの投与を受けていた。担当の内科医に対診したところ休薬となった。休薬し、口腔清掃を徹底した結果、約1ヵ月で増殖した歯肉は収縮し、改善され維持されている

b：約2年後の口腔内写真

図❻　サイクロスポリンに起因する薬物性歯肉増殖の治療経過

ール酸系、バルプロ酸系、イミノスチルベン系およびγ-アミノ酪酸系による歯肉増殖の可能性があるため、それ以外の他系への変更が望ましい（図4）。

　降圧薬として、Ca拮抗薬以外にACE阻害薬、ARB、利尿薬、β遮断薬およびα遮断薬が適応できるため、Ca拮抗薬以外への変更が望ましい。また、2000年6月に日本高血圧学会は、「高血圧ガイドライン」において、「高血圧緊急症および切迫症に対するニフェジピンカプセルの舌下投与は、過度の降圧や反射性頻脈を来すことがあり、原則として用いない」ことを提案した。それ以降、ニフ

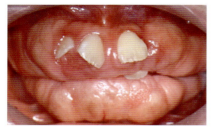
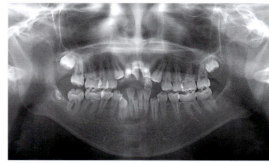

a：13歳・男子の初診時の口腔内とパノラマX線写真

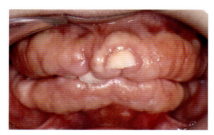
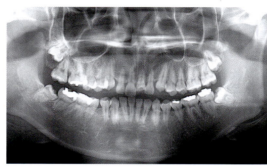

b：18歳・女性（姉）の口腔内とパノラマX線写真

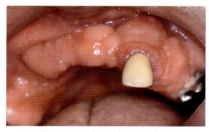
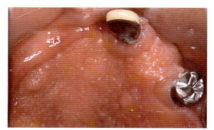
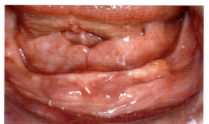

c：46歳・男性（父親）の口腔内写真。幼少時、HGFに対して抜歯処置が行われ、現在歯は2歯であった。しかし、その現在歯周囲は同様の歯肉増殖が見られた

図❼　遺伝性歯肉線維腫症症例

ェジピン服用の頻度は減少しているように思われる。

　免疫抑制薬であるサイクロスポリン以外に、臓器移植では3系、自己免疫疾患では4系の薬剤の適応が可能であるため、他系への変更が望ましい。

遺伝性歯肉線維腫症（hereditary gingival fibromatosis：HGF）

　HGFは主に小児期に発症し、歯肉の線維性増殖を特徴とする疾患で性差はなく、phenotype frequency（表現型頻度）は推定1：175,000であると報告されている[16,17]。HGFに対する治療方針は、歯周基本治療後の歯肉切除術が適用となる。

　筆者らは、3世代にわたり歯肉増殖の認められた日本人家系のうち、重度の歯肉増殖が認められ、HGFと診断した13歳・男子と18歳・女性に対する全身麻酔下での歯周外科手術を伴う治療経過を報告している（図7～9）[17,18]。

【参考文献】
1）Dongari-Bagtzoglou A：Drug-Associated Gingival Enlargement. J Periodontol, 75：1424-1431, 2004.
2）亀井英彦, 稲垣幸司, 石原裕一, 野口俊英：3. 各種歯周外科手術の基本と臨床　1. 切除療法, 最新の歯周外科手術をマスターしよう！―基本から高度症例への応用まで―, 第1版. 第一歯科出版, 東京, 2010：53-62.
3）Trackman PC, Kantarci A：Molecular and clinical aspects of drug-induced gingival overgrowth. J Dent Res, 94（4）：540-546, 2015.
4）日本神経学会：てんかんとは. https://www.neurology-jp.org/public/disease/tenkan_s.html, Accessed for Dec 20, 2016.
5）厚生労働省：平成26年（2014）患者調査の概要. http：//

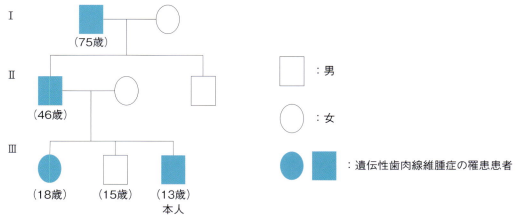

図⑧ 遺伝性歯肉線維腫症症例の家系図。父親と姉（長女）に歯肉増殖所見が認められ、母親には認められなかった。さらに問診で、祖父にも歯肉増殖が認められるが、もう一人の兄（長男）には認められないことがわかった

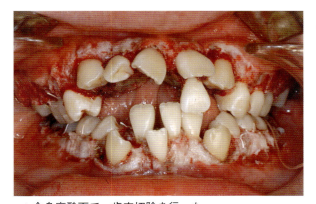

a：全身麻酔下で、歯肉切除を行った

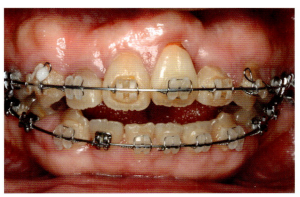

b：その後、矯正治療を行っている

図⑨ 遺伝性歯肉線維腫症の13歳・男子の治療経過

www.mhlw.go.jp/toukei/saikin/hw/kanja/10syoubyo/, Accessed for Dec 20, 2016.
6）日本臓器移植ネットワーク：臓器移植に関する提供件数と移植件数（2016年）．http://www.jdchct.or.jp/data/report/2013/, Accessed for Dec 20, 2016.
7）日本造血細胞移植学会：日本における造血細胞移植．平成25年度 全国調査報告書．http://www.jdchct.or.jp/data/report/2013/, Accessed for Dec 20, 2016.
8）日本高血圧学会：高血圧治療ガイドライン2014．ライフサイエンス出版，東京，2014.
9）Ono M, Ohno N, Hasegawa K, Tanaka S, Komiya M, Matsumoto Y, Fujii S, Akimoto Y：Present research status on drug-induced gingival overgrowth：Incidence of gingival overgrowth caused by calcium channel blockers. 歯薬療法，27(2)：79-85, 2008.
10）Bondon-Guitton E, Bagheri H, Montastruc JL：Drug-induced gingival overgrowth：a study in the French Pharmacovigilance Database. J Clin Periodontol, 39(6)：513-518, 2012.
11）野口和行，中村利明，白方良典：特殊な歯周病の診断と治療．日歯保存誌，57(6)：477-483, 2014.
12）米田栄吉：薬物性歯肉増殖症の発症機序を探る．日本歯周病学会会誌，44(4)：315-321, 2002.
13）伊藤公一：薬物性歯肉増殖症に関する研究の現状 薬物性歯肉増殖症の治療と現状．歯薬療法，27(2)：68-78, 2008.
14）色川大輔，藤田貴久，山本茂樹，増田浩之，齋藤 淳：シクロスポリンAおよびシルニジピンによる歯肉増殖を伴う慢性歯周炎の一症例．日歯周誌，56(1)：72-81, 2014.
15）武藤昭紀，窪川恵太，海瀬聖仁，高橋弘太郎，三木 学，阪中孝一郎，大野友三，内田啓一，小松 寿，吉成伸夫：歯周基本治療により改善が見られたカルシウム拮抗剤誘発性歯肉増殖症の2症例．日歯周誌，55(1)：43-53, 2013.
16）Coletta RD, Graner E：Hereditary gingival fibromatosis：a systematic review. J Periodontol, 77：753-764, 2006.
17）亀井英彦，稲垣幸司，祖父江尊範，横井 共，中山敦史，吉田憲司，岩田敏男，酒井直子，栗田賢一，後藤滋巳，野口俊英，三谷章雄：姉弟に発症した遺伝性歯肉線維腫症に対する包括的治療報告．日歯周誌，58(3)：125-136, 2016.
18）Inagaki K, Kamei H, Mitani A, Noguchi T：Management of traumatic dental injury after periodontal surgery in patient with hereditary gingival fibromatosis：Case report. Oral Health Dent Manag, 13(2)：260-265, 2014.

歯の位置異常とボーンハウジング

広島県・石田歯科矯正歯科クリニック　**石田秀幸**　Hideyuki ISHIDA

　歯周病におけるリスクファクターの一つに、歯の位置異常が挙げられる。

　歯の位置異常や歯列不正は、プラークリテンションファクターとなり、通常の歯周治療のみでは病状の改善が困難であったり、治療後のメインテナンスにおいても障害となることが多い。

　本項では叢生による歯根近接を矯正治療にて改善し、水平的な位置関係（水平的な生物学的幅径）を改善した症例と、ボーンハウジングが不良な症例への対応を例に挙げ、歯の位置異常に対するアプローチや治療上の問題点などについて考える。

歯根近接にどう対応するか

● 症例概要

　患者は、51歳の女性で、2004年1月、歯の自然脱落と歯周病の治療希望により来院した。**図1**に初診時の口腔内写真を示す。患者は前医にて月に1回のクリーニングを受けていたにもかかわらず、全顎的に歯肉の炎症を認め、とくに上顎口蓋側には著しい炎症を認めた。

　また、臼歯部の咬合支持は喪失し、上顎前歯部には著しいフレアーアウトを起こしている。**図2**

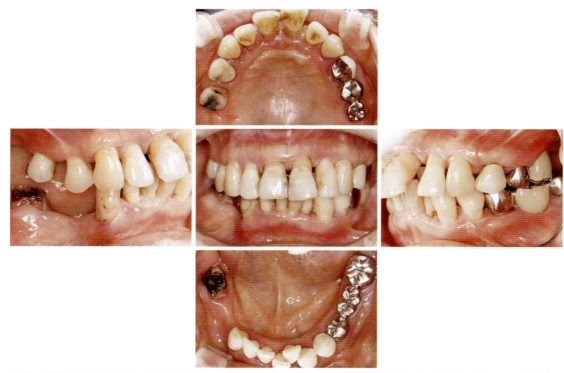

図❶　初診時口腔内写真。上顎口蓋側には著しい歯肉の炎症を認める。臼歯部の咬合支持は失われ、上顎前歯部はフレアーアウトしている

Mo		Ⅰ	Ⅱ	Ⅱ	Ⅱ	Ⅲ			
B	3-5	6-6	7-6	648	646	648	756	538	939	6-4
P	445	656	676	656	666	688	888	646	968	6-4
	5	4	3	2	1	1	2	3	4	5

	6	5	4	3	2	1	1	2	3	4	5	6	7
L	645			666	665	444	444	656	868	668	648		636
B	635			663	836	643	--5	656	838	536	835		6810
Mo				Ⅱ	Ⅱ		Ⅰ	Ⅱ	Ⅱ	Ⅱ	Ⅱ		Ⅲ

図❷ 初診時X線写真およびプロービングチャート。全顎にわたる著しい骨吸収を認めた。2mm以下の歯周ポケットは－、赤字は出血部位、青字は排膿部位を示す

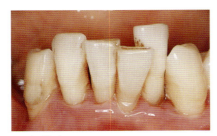
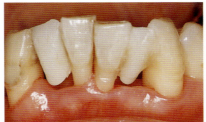
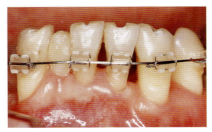

a：初診時　　　　　　　　　b：歯周基本治療終了時　　　　　c：矯正治療開始時

図❸　下顎前歯の状態

に初診時X線写真およびプロービングチャートを示す。ほぼ全顎にわたり深い歯周ポケットを認め、BOPは100%であった。広汎型重度慢性歯周炎と診断し歯周治療を開始したが、どれだけの歯を保存できるかは疑問であった。

1̄2̄、2̄|2̄は保存不可能と診断し抜歯を行い、臼歯部の支持を得るために治療用義歯を作製して、約3ヵ月にわたる歯周基本治療を行った。

再評価の結果、歯周組織は著しく改善したが、下顎前歯には叢生を認めた。このままでは良好な治癒が得られないだけでなく、上顎前歯部の補綴も困難と考え、補綴前処置としての矯正治療を行い、歯列不正を是正した（図3）。

図4に補綴前処置が終了した時点でのX線写真およびプロービングチャートを示す。矯正治療により1̄|1̄間の歯根の近接が改善し、X線写真上で歯槽骨の著しい改善を認めた（図5）。上下顎とも固定性補綴物を装着し、現在も良好な状態を維持している（図6）。

●考察

本症例のように、歯周疾患により歯が病的に移動しているケースや、歯根の近接、叢生などの歯の位置異常が存在するケースでは、どれほど質の高い歯周基本治療を行っても再発のリスクは残存

Mo				I	I		I		
B	- - -	- - -	- - -	- - -			- - -	- - -	- - -
P	- - -	- - -	- - -	- - -	- - -		- - -	- - -	- - -
	5	4	3	2	1	1	2	3	4	5

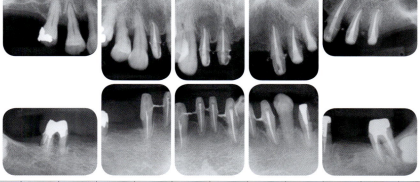

	6	5	4	3	2	1	1	2	3	4	5	6	7
L	- - -			4 - -		- - -	- - -		- - -	- - -	4 - -		4 - 6
B	5 - -			- - -		- - -	- - -		- - -	- - -	- - -		- - 5
Mo				I		I	I		II	I	I		

図❹ 補綴前処置終了時の X 線写真。歯槽骨のレベルは比較的安定しており、補綴処置を行ううえで適切な歯の位置関係が得られている

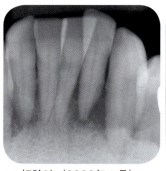 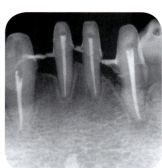 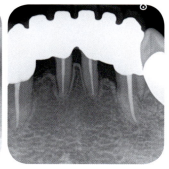

a：初診時（2006年1月） b：矯正治療終了時（2009年5月） c：メインテナンス時（2016年1月）。1|1 間の歯槽骨は安定化し、歯槽硬線も明瞭である

図❺ 下顎前歯部 X 線写真

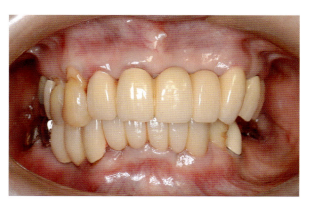

図❻ 現在の正面観（2016年1月）

し、最終補綴の設計にも影響を及ぼす。歯周治療において矯正治療を行い、tooth position を適正にすることにより、歯周組織は安定していくものと考えられる。

ボーンハウジングを考える

歯周治療においては、歯槽骨内における三次元的な歯根の位置、すなわちボーンハウジングを意識することが重要である。とくに頰側（唇側）に

Mo	Ⅰ			Ⅲ		Ⅲ	Ⅰ	Ⅰ	Ⅰ	Ⅰ	Ⅰ
B	− 8 3	− − −	− − 3	3 3 3	6 6 6	3 3 3	3 3 6	5 3 5	9 9 8	9 3 5	3 3 5	5 4 6
P	3 3 5	3 3 4	5 3 4	4 3 3	8 8 8	6 3 4	6 6 8	6 4 3	11 9 8	9 3 3	3 3 6	6 3 5
	6	5	4	3	2	1	1	2	3	4	5	6

Mo	Ⅲ	Ⅲ		Ⅱ		Ⅲ	Ⅲ		Ⅲ		
L	6 3 8	8 6 8	3 3 3	3 − 3	3 3 3	8 8 8	8 8 9	8 − −	3 − 3	3 − 3	3 8 9	3 3 3
B	5 3 3	8 8 8	3 3 5	10 9 13	4 3 5	5 6 8	6 8 9	8 − −	3 − −	3 − 3	6 3 9	3 3 3
	6	5	4	3	2	1	1	2	3	4	5	6

図❼ 初診時 X 線写真およびプロービングチャート。多くの部位で重度の骨吸収を認める

歯根の位置が歯槽骨から逸脱している症例では、通常の歯周基本治療を施したり、歯周組織再生療法を応用してもよい結果が得られにくい。また、審美領域においても、この観点を無視してはよいゴールに結びつかないと考える。

ボーンハウジングの不良なケースでは、可能であれば矯正的なアプローチを行ったほうがよいが、応用できないケースではさまざまな点に注意して施術、メインテナンスを行う必要がある。

1．矯正治療を行えなかった症例

● 症例概要

56歳、自営業の男性で、2006年10月に「歯が動いて噛めない。歯ぐきから出血する」と訴えて来院した。全身疾患としては高血圧症があり、ヘビースモーカーであったが、4年前に禁煙に成功している。

図7に初診時のX線写真およびプロービングチャートを示す。全顎的に重度の骨吸収を有し、さまざまな治療プランが考えられるが、患者は外科的治療、矯正治療を拒否され、最終補綴については固定式の補綴物を希望されたため、3̄ を key tooth として歯周基本治療のみで対応することとした。

以下、3̄ に焦点を絞って経過を示す。3̄ はボーンハウジングが不良で舌側の骨は残存するものの、唇側の骨は根尖近くまで吸収していた（図8a）。こ

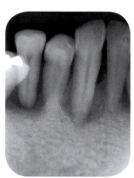
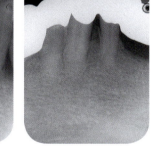

a：初診時。唇側の骨は根尖付近まで失われている

b：SPT 移行後 7 年。歯槽骨の安定化を認める

図❽ 3̄ の X 線写真

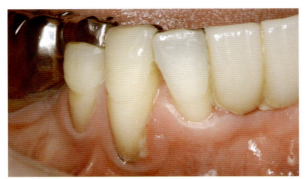

図❾a　SPT中のプラークコントロールの不良による急性炎症

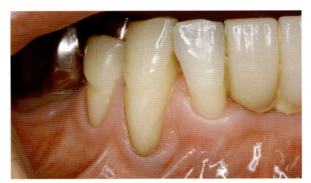

図❾b　再度プラークコントロールを指導し、デブライドメントを行うことによって炎症を改善する

のようなケースは多く、保存の可否も熟慮すべき歯となるが、キュレット操作時に根尖までキュレットがまわり込まなければ、すなわち根尖に抵抗があり付着の存在が確認できるようであれば、保存の可能性はあると考えている。ただし、歯肉も薄いため、キュレット操作には十分な注意が必要で、歯肉退縮を最小限にすべく、繊細なインスツルメンテーションが必要となる。

図8bに7年後のX線像を示す。歯周ポケットは3mm以下となり、長い上皮性付着による治癒であると思われるものの、良好な経過を辿っている。

しかしながら、このようなボーンハウジングが不良の部位では歯肉レベルが揃わないため、清掃が困難となり、プラークコントロールが低下すると容易に急性炎症を起こす（**図9a**）。メインテナンス中は、この部位をリスクファクターとして注意し、継続して対応することが必要である（**図9b**）。

●考察

本症例のようにボーンハウジングが不良で唇側転位しているケースでは、歯肉も薄いために歯肉退縮のリスクも大きく、歯周基本治療、メインテナンスのいずれにおいても術者側の繊細な注意が必要である。歯肉レベルの不揃いに起因するプラークコントロールの困難さも大きな問題であり、矯正治療などにより位置異常を改善できない場合には、術者、患者ともにそのリスクを継続して認識しておくことが重要なポイントである。

2．矯正治療により対応した症例
●症例概要

32歳、公務員の女性で、2015年5月に上顎前歯部の審美障害を主訴に来院した。|1 2の歯肉退縮を認め、とくに|1はボーンハウジングが不良で、歯槽骨から唇側へ逸脱している（**図10**）。このまま補綴処置を行っても主訴の改善には繋がらないため、|1を矯正治療にて骨内に移動させ、ボーンハウジングの改善を試みた（**図11**）。同時に薄い歯肉への対応として結合組織移植を行い、補綴前処置を行った。|1の位置は改善され、安定した歯肉の状態のもと、最終補綴へと移行した（**図12**）。

●考察

本症例のように矯正治療によりボーンハウジングの改善が得られれば、歯肉退縮の可能性も少なくなり、補綴処置の予知性は高くなると考える。また、再生療法や根面被覆などの術式を用いるにしても、前処置として位置異常を改善し歯槽骨内に歯根を位置づけ、ボーンハウジングを改善しておくことで、治療成績は向上するものと考える。

まとめ

歯周治療を行ううえで、歯の位置異常がある場合には、そのリスクを認識し、治療計画を吟味し、歯周基本治療からメインテナンスまで十分に注意して対応しなければならない。位置異常改善のための矯正治療が可能であれば、歯周治療のオプションとして非常に有効な手段であると考えられる。

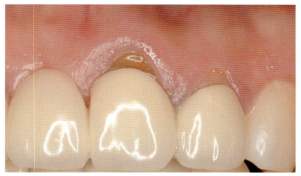

図❿a 初診時。1̲に著しい歯肉退縮を認める

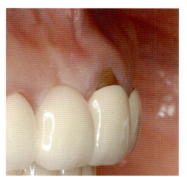

図❿b 1̲は唇側に突出しボーンハウジングの不良を認める

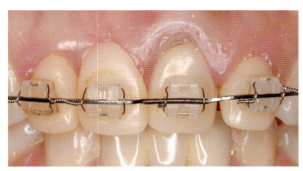
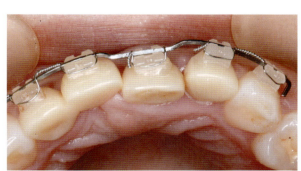

図⓫ 矯正治療を行い、1̲を歯槽骨内へ移動させる

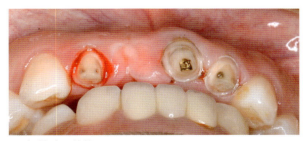

a：初診時の状態

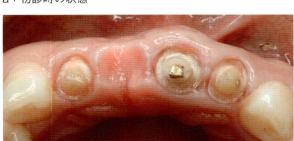

b：矯正治療および結合組織移植後の状態。ボーンハウジングは改善されている

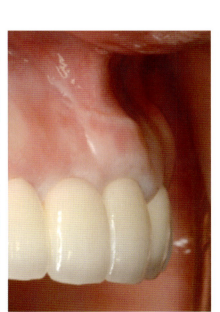

c：最終補綴物装着時

図⓬ 1̲の経過

第1章 生物学的な要因はこれだ

歯の位置異常とボーンハウジング | 083

column

ホルモンステージを考慮したオーラルケア

東京都・志村デンタルクリニック
志村真理子
Mariko SHIMURA

　「う蝕」と「歯周病」は、日常の臨床でもよく遭遇する歯科の2大疾患である。なかでも歯周病は、全身疾患（心疾患、肺炎、糖尿病）に大きく影響を与えることがよく知られている。しかし、歯周病と女性ホルモン（エストロゲン、プロゲステロン）に深い関係があることを理解している患者は少ない。

　実は、女性ホルモンは女性の口腔内（歯周組織）にさまざまな作用を及ぼしている。歯周病の病原菌は、リポ多糖などの抗原を有しており、生体の免疫応答はそれらを排除しようとする働きであるが、女性ホルモンは好中球の走行性と食作用の低下、T細胞の応答の抑制、プロスタグランジン合成を刺激（免疫応答の変化）、*Prevotella intermedia* のような女性ホルモンを栄養源とする歯周病原細菌の増殖（細菌叢の変化）、歯肉毛細血管の拡張や血管透過性の増大（脈管系の変化）などに影響を与え、歯周組織での炎症反応を増大させる。そのため、思春期性歯肉炎、妊娠性歯肉炎など女性特有の症状がみられる。

　さらに妊娠期では、重度の歯周病に罹患している妊婦は、早産・低体重児出産のリスクが高まるという研究報告がある[1]。また、更年期でのホルモン分泌量減少により、骨量が低下して起こる骨粗鬆症のリスクファクターのひとつに歯周病が挙げられている。そのため、各ホルモンステージにおける口腔の生体変化に合わせたオーラルケアが重要になってくる。つまり、歯科の分野でも口腔における性差を進めるべきと考える[2]。

　性差医療（gender-specific medicine）とは、性差を考慮し的確な診断と治療を行う医療・医学の流れで、ホルモンの働きといった生物学的因子（sex）と社会的地位やライフスタイルといった社会文化的因子（gender）を健康の重要な因子として捉え、脳、循環器、免疫など乳房や生殖器以外に対しても性差が検討されている[3]。

　女性は思春期、性成熟期、更年期、老年期と生涯を通じて、女性ホルモンのコントロールを受けている。医科がそうであるように、歯科の分野でも前述の女性ホルモンと口腔のかかわり、シェーグレン症候群やドライマウスなど女性に多い疾患・症状への対応、歯の喪失数や歯ブラシの回数などの統計学的研究など、性差を考慮した医療が求められているのではないだろうか。

【参考文献】
1）石井正敏：女性のためのオーラルケア．砂書房，東京，2003：26-44．
2）基礎体温推進研究会編：もっと知りたい基礎体温のこと．十月舎，東京，2010．
3）貴邑冨久子：性差医学入門．じほう，東京，2003．

第2章

術者・患者側の要因はこれだ

患者の理解と医院側の説明力

山口県・南崎歯科医院 **南崎信樹** Nobuki MINAMIZAKI

リスクファクターとしての「人」

歯周病悪化の原因としての「リスクファクターについて」という大きなテーマをいただいた。リスクファクターといえば、近年注目されている糖尿病や喫煙が思い浮かぶ。しかし、リスクファクターを考える場合、患者へ治療内容や予防方法がうまく伝わらないことのほうが、日常臨床では影響が大きいのではないかと考えている。

つまり、大きく捉えた場合、「人」がいちばんのリスクファクターであるといえるのではないか。これには、患者側にも歯科医院側にもリスクファクターが潜んでいると考えている。本項では、身体的なリスクファクターがないにもかかわらず、歯周治療がうまくいかないケースにおけるリスクファクターとしての「人」を考えてみたい。

患者側の要因

歯周治療におけるプラークコントロールは、急性症状を除いて、最優先されるべき要素である。このプラークコントロールで、患者の治療への理解度や技術、さらには協力度が判断できるし、さまざまな組織破壊診断の一助にもなる。すなわち、筒井[1]が述べているように、炎症のベールを剥がすことで、咬合の要因（すなわち力の要因）が浮かび上がってくる。

しかし、実際はなかなかプラークコントロールの状況がモニターされず、ブラッシング方法などの技術の指導に終始していることが多いのではないだろうか。

図1は、長年当院に通院されている患者で、積極的な治療を開始した時点の口腔内である。図2は、歯周基本治療を行った後、補綴処置を行い、メインテナンスに移行後6年経過時である。患者は、中等度の歯周病であり、とりたてて特別な治療を行ったわけではなく、歯周ポケットの改善のための歯周外科治療は行っていない。

治療開始時には、保存不可能と思われた歯も歯

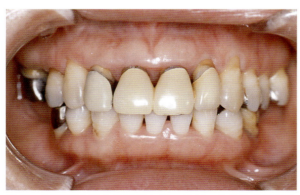

図❶ 20年以上前から通院しているが、ようやく積極的な治療を開始した時点

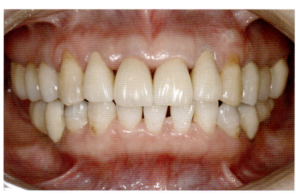

図❷ 歯周基本治療と補綴処置を行い、メインテナンスに移行して6年。良好に維持されている

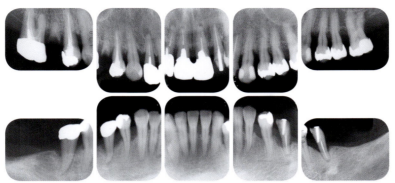

図❸　治療開始時のデンタルX線写真。歯槽中隔に不規則な骨吸収像が認められる

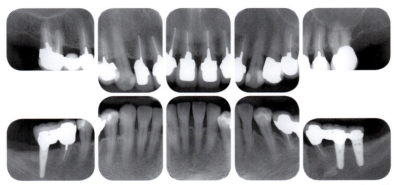

図❹　治療開始から6年後。はっきりとした歯槽硬線が認められ、歯周基本治療のみで大きく改善した

周基本治療だけで歯槽骨の大幅な回復が認められ（図3、4）、歯科医院側も患者もたいへん満足している。

しかし、この患者の初診は20年以上も前である。それまでは、どこかに問題が生じたときのみの来院であった。治療して主訴が解決した時点で、そのつど来院は途絶えた。ところが、7年前に本格的な治療を行いたいと来院。治療開始に至った理由は、子育ても一段落し経済的にも安定してきたからということであった。

せめてもう10年早く治療を始めておけば、もっと多くの歯を保存できただろうが、治療にお金や時間をあまりかけられないという事情も、仕方がない部分ではある。疾患の背景にある患者の生活状況にも配慮しなければならない。また、来院のたびにプラークコントロールの必要性を繰り返し話していたことも、治療開始のきっかけになったようである。

● 問題解決型プラークコントロールとは

歯周治療に踏み切ったとしても、患者それぞれに反応が異なるため、一律に指導できないというジレンマにしばしば陥る。なぜなら、患者自身は、歯磨きの習慣はすでに身についていると自覚しているからである。できていると思われていることの改善には、苦労を要する。

そこで、当院歯科衛生士の吹上[2]は、患者を4つのタイプに分類して、それぞれのタイプにあったプラークコントロール方法（問題解決型プラークコントロール）を考え出した。すなわち、問題解決型タイプ、回避性パーソナリティータイプ、評論家タイプ、猪突猛進タイプ（参考文献を少し改変した）の4つである（表1）。

1）問題解決型タイプ

問題解決型タイプの患者は、従来からのプラークコントロールで問題なく治療が進んでいくタイプである。あらゆる問題に関して、最短距離で問題を解決するパーソナリティーである。このタイ

表❶ 問題解決にあたる場合の4種類のタイプ（渡辺健介：世界一やさしい問題解決の授業．ダイヤモンド社，東京，2007より引用改変）

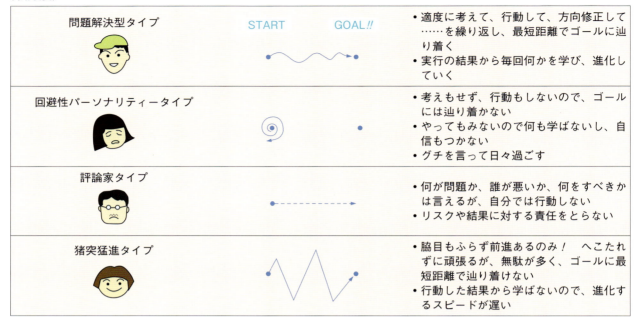

プの患者であれば、いわゆる治療の反応がよく、さまざまな歯、歯周組織の環境状況がよければ、狙いどおりの治療効果を得るスタンダードな症例、理想的なケースになるであろう。前述の患者は問題解決型タイプであったと考えている。

しかしながら、われわれの診療室には、このような患者ばかりではない。また、問題解決型タイプのはずだと思い込み、患者を無理にコントロールしてもよい結果は得られない。そこで、考えなくてはならないのは、残り3つのタイプである。

2）回避性パーソナリティータイプ

このタイプの患者は「どうせ、やっても仕方がない」、「無理に決まっている」などと、言い訳をして現状を改善しようとしない傾向がある。精神疾患における回避性パーソナリティー障害は、傷つきと失敗をおそれるあまり、人との接触や課題へのチャレンジを避けてしまうことを特徴とする。プラークコントロールにおいても、「自信がない」、「約束できない」と述べ、消極的でマイナス指向の患者がいる。言葉にしなくても、患者の雰囲気や態度から読み取れることも少なくない。

このような傾向を払拭し、プラークコントロールに自信をつけさせるように、われわれは絶えず声がけを繰り返している。具体的には、歯科衛生士のみならず、歯科医師も注意深く確認し、ブラッシング技術を称賛していく。「当院でも、5本の指に入るくらいの実力ですよ」などと、自信をつけさせることに終始する。ブラッシングができていないところを直接的に指導することは可能なかぎり避ける。

3）評論家タイプ

評論家タイプの患者は、よいこともよくないこともすべて把握しているが、まるで他人事のような対応をとる。このタイプの患者には、自覚できるような症状が出ている部位を主体に指導している。つまり、「あなた自身の問題ですよ！」というメッセージを伝えることに注力する。たとえば、ブラッシング時に出血があれば、どの部位から出ているのかをお互いに確認し、改善法を検討してその結果を確認し合う。

このタイプには、理論派の方が多いので、筋の通った話をすれば、理解してもらえることが多い。患者自身で自覚する部位に集中することで、徐々に理解とともに実行を促していくようにしている。

4）猪突猛進タイプ

猪突猛進タイプは、わき目もふらずに前進するタイプで、行動に無駄が多い傾向がある。プラークコントロールにおいては、その効果を焦るばか

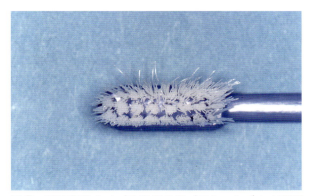

図❺ 猪突猛進タイプの患者の歯ブラシ。わずか1週間でブラシ部分が傷んでいる

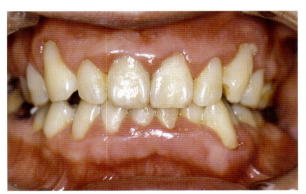

図❻ 初診時。一生懸命に歯磨きしているにもかかわらず、歯肉には炎症と排膿が認められる

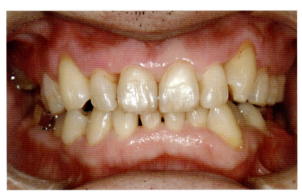

図❼ メインテナンス6年目。歯肉の炎症は消退し、良好な状態を維持している

りに、力任せなブラッシングをして、プラークを落とすという肝心なことがおろそかになりがちである。

したがって、このタイプの患者には、細かく段階を決めて、少しずつ確認しながら改善を図っていく。図5はこのタイプの患者が、購入してわずか1週間後に持参した歯ブラシである。スクラビング法を指導したにもかかわらず、強大な圧力でブラッシングしていることがうかがえる。この患者の場合は、まず下顎前歯部に絞り、口腔内写真を撮影し変化を確認しながら改善を狙った。初診とメインテナンス時の比較では、歯肉に顕著な変化がみられた（図6、7）。

この患者は、いままで多くの歯科医院でブラッシング指導を受けたにもかかわらず、一向に歯肉に改善がみられず、むしろ悪化していると訴えて来院した。先を急ぐ患者に対し、ブレーキをかけながらアドバイスしていくことが有効であると考えている。

精神医学の専門書を紐解けば、もっと多くのタイプに分析できると思うが、日常臨床において歯科医師や歯科衛生士が患者に対応する場合、むしろシンプルで臨床応用が可能な分類が望ましい。当院では、患者のタイプを以上の4つに分類して、プラークコントロールをはじめとする歯周治療に取り組んでいる。

医院側の説明力

1．医療者の身だしなみ

「人」という観点でいえば、歯科医師・歯科衛生士側の問題も考えられる。歯周疾患や予防処置を患者に訴える場合、診療室内の清掃が不十分だったり、歯科医師や歯科衛生士のユニフォームや髪型などが乱れていては、患者からの同意は得られにくいであろう。また、喫煙がリスクファクターの一つなのだから、歯科医師が喫煙者では言語道

断である。それらの問題を解決してこそ、患者対応がスタートする。

2．適切な患者情報の提供

歯周病患者のプロービング値や、X線写真などの資料を医療者側だけで共有していないだろうか。せっかく得た資料なのだから、患者にも提示し、明確に理解してもらう必要がある。

われわれが記憶情報を取捨選択する際には、脳の海馬において記憶形成が行われる。シナプス伝達が長期増強されるほどの経験、すなわちインパクトのある経験をすれば、長期記憶として脳に保持されるのである。

そこでわれわれは、歯周疾患の説明の際に自分で簡単な模式図を書いて説明していくことが大切であると考えている。あまり時間をかけず、ほんの数十秒で下顎前歯部の矢状断面図を描けるように練習しておくことが必要である。これに絵心は関係ない。患者に伝わる絵が描ければよい。岡崎[3]は、「保健指導の際は小学3年生でも理解できるような説明を」と述べている。素人である患者でも理解できるイラストを描けるようにしておきたい。

また、描いていく過程を患者に見てもらいながら説明を加えていく。粗方の歯周組織と破壊像を説明し、歯周ポケットの意味を理解してもらってから、初めてプロービングに取りかかる。

プロービングは、計測者が声に出して計測し、記録者に伝える。この声に出すことが肝で、患者には歯周ポケットの意味をあらかじめ伝えてあるため、患者自身の歯周組織の破壊の様子として理解してもらいやすい。つまり、歯周組織の破壊を自分のこととして否応なく認識させられる。そして、この経験が海馬において長期記憶として保持されるのではないかと考えている。

医科では、X線写真撮影を行った場合は、必ずX線写真を読影し、説明して患者に病態を理解させている。一方、歯科ではシステム化されすぎている傾向にあり、流れ作業の一環としてX線写真や検査結果を説明していないだろうか。慢性疾患で自覚症状に乏しい歯周病では、患者に病態を実感してもらうことが大切である。

3．医院の診療態勢づくり

医院側において、統一された治療態勢が必要である。歯周治療では、歯科衛生士による患者担当制が望ましい。それによって、歯科医師、歯科衛生士の4つの目で一人の患者を確認できるからである。このダブルチェックによる診療を心がけることが重要である。

また、当院では週に1回、患者カンファレンスを行い、ざっくばらんな雰囲気のなかで症例検討を行っている。

まとめ

歯周病悪化の要因として「人」というテーマを考えた場合に、患者側の要因、医院側の説明力について具体的に示した。筆者らはその解決策の一つの糸口として、患者のパーソナリティーを分類して歯周治療に取り組んでいる。本項では患者を4つのタイプに分類して、対応している実例を紹介した。多くの診療室において、患者は問題解決型タイプばかりでない。なかにはなかなか改善がみられず、術者側が治療をあきらめかけた患者もいるのではないかと思われる。本項で示した通常の対応とは異なる方法をとることで、状況が変わってくることも考えられる。そのためには、診療中に患者からのサインや言葉を聴き取る態勢を築いておくことが必要であろう。

いずれのタイプにおいても、歯肉の変化を客観的に捉えられる口腔内写真が、プラークコントロールを的確に評価し、われわれの指導の後押しになることは論を俟たない。また、医院側の説明力は、患者から得られた資料を、他人事にしない工夫が必要であることを説明した。本稿が診療室においての一助になればと考えている。

【参考文献】
1) 筒井昌秀, 筒井照子：包括歯科臨床. クインテッセンス出版, 東京, 2003.
2) 吹上裕美：新人歯科衛生士の歯周治療奮闘記. DHstyle, 2 (18)：63-71, 2008.
3) 岡崎好秀：食育の基本は歯から〜子どもたちへの伝え方を中心に〜. 日本学校歯科医師会雑誌. 44-51, 2015.

プラークコントロールが困難な症例への対応

東京都・オーラルケアクリニック青山／歯科衛生士　**鍵和田優佳里** Yukari KAGIWADA

セルフケアの重要性

　歯周病とは、嫌気性の病原菌によって歯周組織に炎症が起きる疾患であり、その治療には細菌を除去するプラークコントロールが不可欠である。プラークコントロールには、患者さん自身が行うセルフケアと歯科医療従事者が行うプロフェッショナルケアがある。プラークは口腔内常在菌によるバイオフィルムであるため、歯周病の治療には、日々のセルフケアによって細菌を減少させることが最も大切である。

　しかし、歯周病の原因がプラークであり、細菌であることを理解していない患者さんも多く、単にブラッシング方法を指導してもセルフケアを継続することはできない。プラークコントロールを成功させるためには、患者さん自身がブラッシングを行うことによって、歯周治療に参加する気持ちになることが大事である。

　さらに、歯周病は生活習慣病であり、慢性疾患であるため、歯周治療によって改善した状態を維持するには、継続的なメインテナンス・SPTを行い、プラークコントロールを維持することが不可欠である。そのためには、患者さんが歯周病について知り、自分自身の歯周病の進行程度を把握することが必要である。そのうえで健康維持の自覚をもち、自ら受診するように導かなくてはならない。治療後の良好な状態が長期間維持できて、歯周治療の成功といえるのである。

モチベーションを高めるために

1. カウンセリングルームの使用

　当院では、カウンセリングルームを設置して、歯周病やプラークコントロールの重要性などを患者さんと対面して説明している。説明は、カウンセリングルーム設置の2つのモニターに口腔内写真とX線写真を同時に映して行っている（図1）。

　治療用ユニット上で、口腔内写真とX線写真を別々に説明すると、患者さんは左右側や頬舌側の感覚を理解しづらいことがあるが、2つの画面に同部位の口腔内写真とX線写真を対比して映すことによって、病状を理解しやすくなる。

　また、口腔内写真によって歯・歯肉などの見える部位と、X線写真で骨・根尖など直接見えない部位をいっしょに映して説明することで、より理解しやすい（図2）。

　たとえば、歯肉が腫れている原因がプラークによる炎症なのか、根管の問題なのか、X線写真を

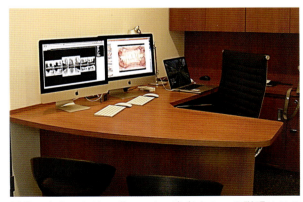

図❶　カウンセリングルーム。患者さんへの説明はこの部屋で行う

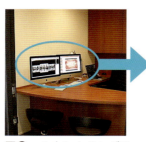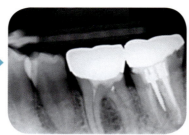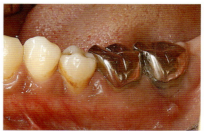

図❷　カウンセリングルームの2つのモニターに同部位のX線写真と口腔内写真を映すことによって、患者さんは病状について理解しやすくなる

見慣れていない患者さんでも、口腔内写真と合わせることで、イメージしやすくなる。

2. 患者さんへの説明

患者さんへは、まず最初に歯周病が口腔内の細菌によって歯肉に炎症が起きる疾患であること、炎症が進行すると歯槽骨が吸収し、歯が動揺して噛み合わせにも悪影響があることなどを説明する。

また、歯周病の原因菌や排膿が全身の健康に影響して、将来、全身疾患の原因になる可能性が示されていることなども説明する。

その後、患者さん自身の各歯について、口腔内写真とX線写真を対比させて、歯周病の進行程度を説明することによって、自分自身の病状について理解が深まる。

症例から考える

●症例1　歯周病の自覚がない患者さん

44歳・女性、健康情報誌の編集の仕事をしている。そのため、歯周病や口腔内細菌と全身との関係についてある程度の知識はあるが、ブラッシングはほとんどできていない。仕事の都合で生活が不規則になることがあり、「時間がない」というのがブラッシングできない理由であった。プラーク、歯石の沈着が多く、それに伴い歯肉の発赤や腫脹が見られる。しかし、歯槽骨はあまり吸収しておらず、歯の動揺はない。そのため、歯周病の自覚はなく、ブラッシングの重要性も認識していなかった（図3～5）。

カウンセリングでは歯周病の原因や口腔内の状態に加えて、炎症が進行すると自覚症状がなくても重症化する可能性があることを説明した。さらに時間がないことがブラッシングできない理由であったので、歯ブラシの毛先を使って1歯ずつ磨く方法に変えることで、歯磨きの回数を増やさず、いままでのブラッシング習慣においても、プラークが除去できることを説明した。

実際の歯科衛生士処置では、毎回、術者磨きを行い、いつも使用している歯ブラシでもブラッシングのストロークを小さくすることで、プラークが除去できることをわかってもらうようにした。そして、「磨けている状態」を患者さんが体感し、プラーク除去後の爽快感や、自分で行うブラッシングと歯科衛生士が行うブラッシングの違いなどを実感してもらい、歯科衛生士の行うブラッシングを目指すように指導した。ブラッシング習慣を変えなくても、プラークコントロールできるということが、セルフケアに対するモチベーションになり、少しずつブラッシング技術も上達してきた（図6、7）。

このような自覚症状がない患者さんは、現在の病状とともに、将来の状態を予測して説明し、将来の健康のためにセルフケアが重要であることを理解してもらうことが必要である。そして、ブラッシング方法を変えたり、音波歯ブラシの導入などで、それまでのブラッシング習慣でもプラークコントロールが改善されることを示し、指導することが大切である。

また、治療終了後のメインテナンス・SPT時には、ブラッシング習慣が定着しているか、生活習慣の変化に注意することが大事である。

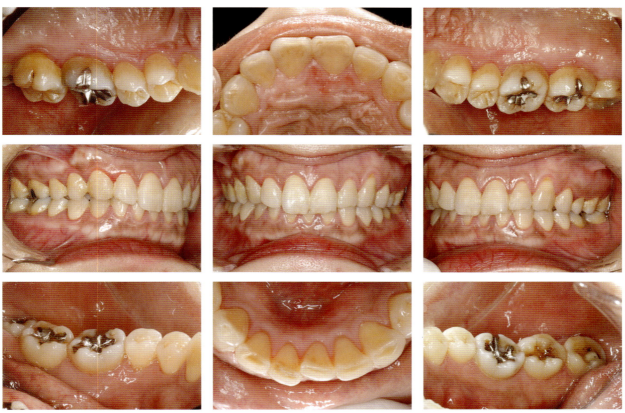

図❸ 症例1：44歳・女性、初診時。プラークや歯石の沈着が著しく、歯肉の発赤、腫脹がみられる。患者さんはプラークコントロールの重要性を認識していなかった

図❹ 初診時のX線写真。プラークコントロールはよくないが、骨吸収はほとんどない

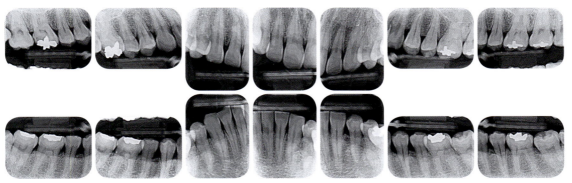

プラーク付着率：99.22%　　出血率：56.77%　　排膿率：0.00%

図❺ 初診時のプロービングチャート

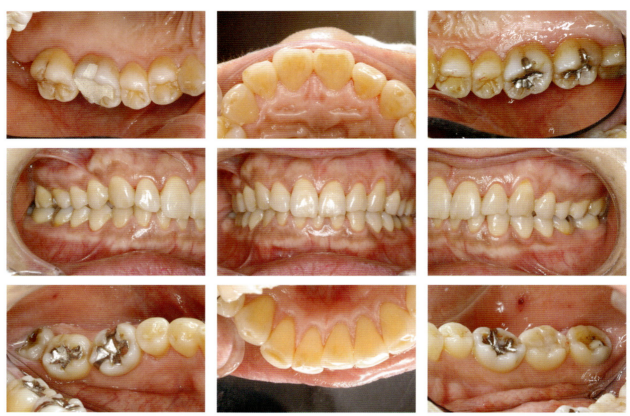

図❻ 再評価時。セルフケアの習慣が定着してきたので、モチベーションを維持してさらなる歯肉の炎症改善を目指している

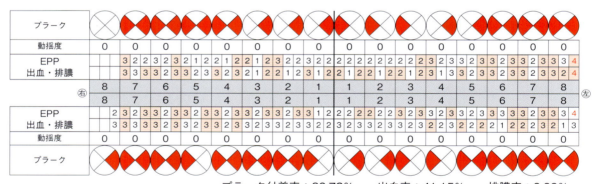

図❼ 再評価時のプロービングチャート

◆歯周病の自覚がない患者さんへの対応
- 将来の疾患進行のリスクを伝える。
- ブラッシング方法や歯ブラシを変えて、効率的にプラークコントロールが行えるように指導する。

●症例2　セルフケアの効果がわかりにくい線維性歯肉

35歳・男性、1年くらい前より歯肉からの出血があり、歯周病の自覚があった。一日20本の喫煙と、砂糖入り缶コーヒー2本の飲料習慣がある。歯肉は線維性で肥厚しているが、歯槽骨は水平的な骨吸収で、歯周基本治療で炎症の改善ができる可能性が高いと考えた。また、処置歯やカリエスが多いため、砂糖入り缶コーヒーの中止を指導した（図8〜10）。

患者さんは歯周病の原因を知らなかったが、口

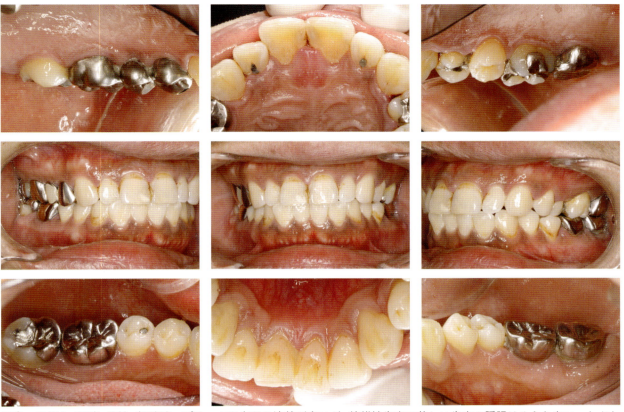

図❽　症例2:35歳・男性、初診時。プラークや歯石の沈着が多いが、線維性歯肉で著しい歯肉の腫脹はみられない。しかし、1年前から右上歯肉からの出血があり、歯周病の自覚はあった

図❾　初診時のX線写真。歯槽骨は水平性の骨吸収である。処置歯やカリエスが多い

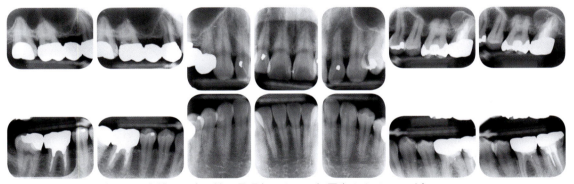

プラーク付着率：84.26%　　出血率：55.56%　　排膿率：0.00%

図❿　初診時のプロービングチャート

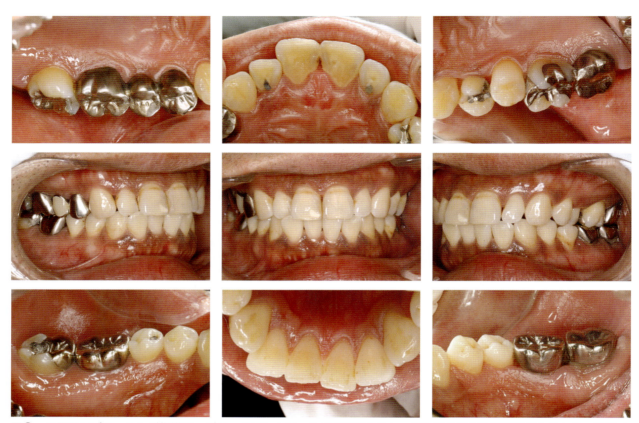

図⓫ 3回目のブラッシング指導時。プラークコントロールの改善がみられ、歯肉の炎症も改善傾向にあるため、SRPを開始した。砂糖入り缶コーヒーを中止し、禁煙にも取り組んでいる

腔内写真でプラークが付着している状態を見ながら説明を聴くことで、歯周病の原因と現在の病状について理解した。さらに歯周治療は、歯科医院に通院するだけでなく、セルフケアによるプラークコントロールが重要であり、患者さん自身が治療に参加しなくてはならないことも認識した。また、喫煙が歯周病のリスクファクターであることを説明し、禁煙を促した。

歯周病の自覚がある患者さんは、ブラッシングの効果を実感できるとプラークコントロールの重要性を理解しやすいが、この症例のように喫煙者で歯肉が線維性の場合、ブラッシングによる初期の著しい歯肉浮腫の改善がないため、患者さん自身ではプラークコントロールの効果がわかりにくいケースがある。プラークコントロールの効果を実感できないと、モチベーションの維持が難しいことがあり、プロフェッショナルケアによるサポートが必要である。

しかし、早期にスケーリング・ルートプレーニング（以下、SRP）を行い、歯肉の炎症が改善すると、患者さんはブラッシングの効果がわからず、セルフケアが定着しないことがあるので、SRP開始の時期は適切に判断しなければならない。

この患者さんの場合は、来院ごとにPMTCを行い、セルフケアをサポートしながら、プラークが再付着しないようにした。その結果、主訴であった歯肉からの出血が改善し、ブラッシングの効果を患者さん自身が実感したことで、セルフケアを行うモチベーションが高まった（図11）。

◆セルフケアの効果がわかりにくい線維性歯肉への対応
- 歯周治療は、患者さんも参加しなければならないことを理解してもらう。
- プロフェッショナルケアを行い、セルフケアをサポートする。
- 歯周治療は、生活習慣（喫煙、砂糖の摂取）の

改善も必要であることを説明する。

● **症例3　プラークコントロールを指導されたことのない患者さん**

67歳・女性、1年前に全顎的な補綴治療をしている。患者さんは治療をすればよい状態が継続できると思っており、メインテナンス・SPTの必要性を知らなかった。治療終了後も口腔内の状態がよくならず、左下のインプラント周囲粘膜の腫脹を気にしている。インプラント周囲粘膜からの出血、排膿が見られた。インプラント以外の部位も歯頸部、歯間部にプラークが沈着し、歯肉は腫脹、発赤を呈している。歯肉縁下歯石の沈着、根面の粗造感があり、BOPはほぼすべての部位で（＋）である（図12〜14）。

患者さんはカウンセリング時、口腔内の状態を見て、それまでプラークコントロールを行ってこなかったことを後悔していた。そこで、歯肉の腫脹や排膿について何度も説明するより、ブラッシングの効果やセルフケアの必要性に重点をおいて説明した。その際、一方的な説明にならず、プラークが残りやすい部位に患者さんが自ら気づくよう、口腔内を一緒に見て、考えるように指導した。

また、ブラッシング指導をするときは、プラークスコアが低くてもいつも同じ部位にプラークが付着していると、その部位の歯周病リスクが高まるので、プラーク付着部位を把握した指導が必要である。

このような指導の結果、セルフケアが定着、プラークコントロールが向上し、炎症の改善がみられたため、SRPを行い、現在1ヵ月ごとにSPTを行っている（図15〜17）。

プラークコントロールについて指導を受けた経験がない患者さんへは、プラークの付着や歯肉の炎症を何度も指摘するよりも、プラークコントロールを行うことで、口腔内の健康が向上することがわかるような指導が大切である。

◆ **プラークコントロールを指導されたことのない患者さんへの対応**

- 治療後の良好な状態を維持するためには、メインテナンスが不可欠であることを伝える。
- セルフケアによって、健康が向上することを理解するように指導を進める。

まとめ

モチベーションを維持して、プラークコントロールを継続するためには、ブラッシング方法を指導するだけでなく、患者さんの考え方や生活習慣を変えて、セルフケアを定着させることが必要である。そのためには、プラークコントロールの目的を理解してもらい、ブラッシングを習慣化できるように各患者さんに合わせた指導を行わなければならない。

また、経年的に変化する患者さんの生活環境や身体などに対応して、ブラッシング方法や道具を変えていくことも必要である。プラークの付着だけにとらわれず、患者さん自身をみて指導することが大切である。

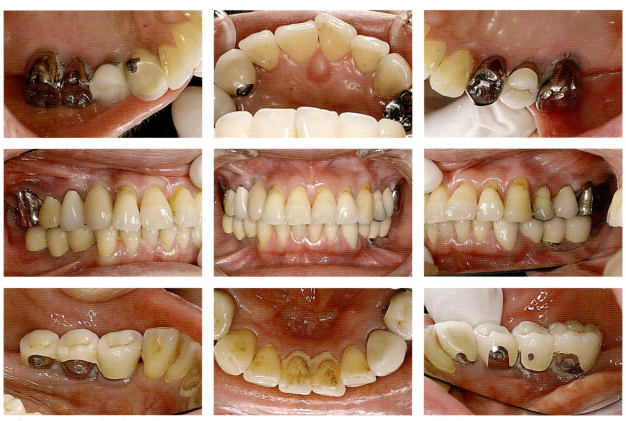

図⓬ 症例3：67歳・女性、初診時。治療終了後のメインテナンスの重要性を知らず、プラークコントロールもできていないため、インプラント周囲粘膜、歯肉の腫脹や発赤、排膿がみられる

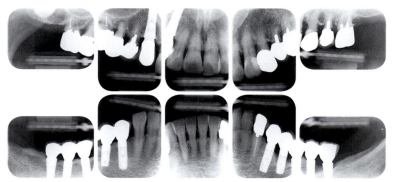

図⓭ 初診時のX線写真。根面の粗造さと歯石沈着が認められる。インプラント部位においても骨吸収があり、主訴である左下はインプラント周囲炎である

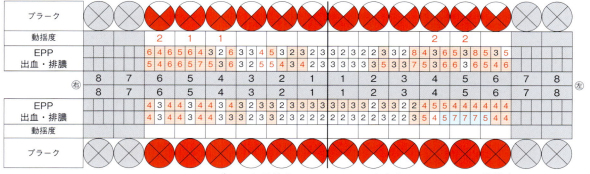

プラーク付着率：81.25%　　出血率：63.89%　　排膿率：3.47%

図⓮ 初診時のプロービングチャート（インプラント部位のプラーク付着率、出血率、排膿率も含む）

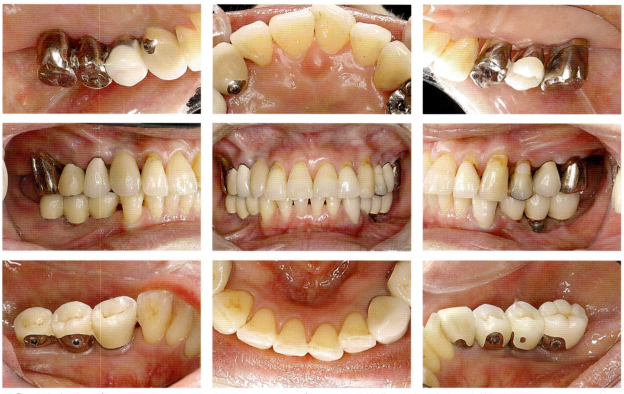

図⓯ 再評価時。プラークコントロールがよくなり、インプラント周囲粘膜、歯肉の炎症は改善傾向にあるが、インプラント部位や歯肉退縮した部位などブラッシングが難しい部位の再指導を継続していく必要がある。SPT時にはそれらの部位に注意して、検査、プロフェッショナルケアを行わなければならない

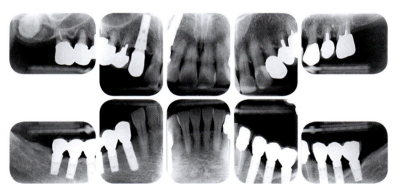

図⓰ 再評価時のX線写真。根面の滑沢化が確認できるが、上顎臼歯部は支持骨が少なく、炎症の進行によって抜歯の可能性がある。インプラント周囲炎は患者さんが外科処置を希望していないので、経過観察とする

プラーク	⊗	⊗	▲	▲	▲	▲		▲	▲		⊗	⊗			▲	▲	▲	▲		⊗
動揺度				2	1	1											1	2		
EPP			4 3	3 5	5 3	2 2	3 2	3 3	2 2	2 2	2 2	2 2	3 3	2 4	3 4	3 2	5 3	2 5	4 2	4
出血・排膿			4 3	3 4	4 3	6 3	3 3	3 3	2 4	5 5	3 2	2 1	2 2	2 3	3 2	5 3	3 6	3 2	4 4	3 4	4 2	4
	8	7	6		5		4		3		2		1	1		2		3		4		5		6	7	8
	8	7	6		5		4		3		2		1	1		2		3		4		5		6	7	8
EPP			3 3	4 3	3 4	3 2	3 2	2 2	2 2	2 1	2 1	2 2	1 3	2 2	2 2	2 3	5 5	4 3	4 3	3 3
出血・排膿			3 3	3 3	3 3	3 3	3 3	2 1	2 2	1 2	2 1	2 2	1 2	2 1	2 3	2 3	3 5	6 6	6 4	3 4
動揺度																				
プラーク	⊗	⊗		▲	▲	▲		▲	▲		▲	▲		▲			▲	▲	▲	▲		⊗

プラーク付着率：33.33%　　出血率：18.75%　　排膿率：2.08%

図⓱ 再評価時のプロービングチャート（インプラント部位のプラーク付着率、出血率、排膿率も含む）

家族や周囲の環境

山口県・仁保歯科医院 **仁保俊昭** *Toshiaki NIHO*

田舎町の常識に自分の常識が打ちひしがれた15年前

　田舎町は口コミが早い。よい噂も悪い噂も知れわたるのは、あっという間だ。15年前、当院に「あそこの若先生は、歯を磨け！　磨け！　と言うばかりで治療してくれない」と悪い噂が立った……。

　筆者が地元に帰って診療をスタートしたのが、いまから15年前になる。当時は診療する患者さんの多くは、歯磨き行動が劣悪だった。患者さんの話を聞いてみると、「昔から歯磨きはしていない」とか、「歯磨きは面倒くさい」だとか、「1週間に1回は磨いている」など、理解に苦しむことを述べていた。

　筆者は「どうにかしなければならない」と思いつつも、何から始めたらよいのかわからず、お先真っ暗だった。それでも気を取り直して、ブラッシング指導を行うのだが、歯科衛生士と患者の会話がおかしい。歯科衛生士が「歯と歯ぐきの境目を磨きましょう」と指導すると、患者さんは「歯だけではなく歯ぐきも磨くのですか？」となる。

　この会話を聞いた筆者の脳裏に、ある一つのヒントが浮かんだ。それは、「歯科医療従事者目線」のブラッシング指導では、この地域の患者さんの歯周病は改善できないこと。また、この地域の患者さんの悪い歯磨き環境を変えるには、「患者さん目線」のブラッシング指導を独自の方法で構築していかなければならないことであった。

　このとき筆者はとても悩んだ……。情熱はあっても何をどのように始めていけばよいのかわからなかったからである。

コンパクトヘッド歯ブラシの落とし穴

　そこで、一つの仮説を考えた。従来診療室において、ブラッシング指導に使われる歯ブラシは、主にコンパクトヘッド歯ブラシである。それは、いまも変わっていない。そのコンパクトヘッド歯ブラシに落とし穴があるのかもしれないと考えた。

　地域的または家族的に歯磨き習慣や歯磨き環境の悪い患者さん、さらには、高齢のため技術的に不器用な患者さんには、歯ブラシを細かく動かしづらいのではないだろうか。われわれ歯科医療従事者は、口腔解剖学の知識があり、歯周組織について理解できているため、上手に磨くことができる。しかしながら、田舎という地域性や、家族や周囲の環境にもよるが、悪い歯磨き環境のために、歯磨きが苦手な患者さんの場合はどうだろうか。

　おそらく自分では磨いたつもりでも、われわれ医療従事者からみれば、まったく磨けていないのではないだろうか。そこで筆者は、誰でも簡単に磨くことができるような「夢の歯ブラシ」があれば、悪い歯磨き環境の解決の鍵となるのではないかと考えたのである。

悪い歯磨き環境の解決に向けて
～目線を変えること～

　悪い歯磨き環境のために、歯磨きが苦手な患者さんでも上手に磨ける歯ブラシを探そうと、デンタルショーにくまなく足を運んでいたある日、筆者の興味をひく大きなヘッドの歯ブラシが、ライ

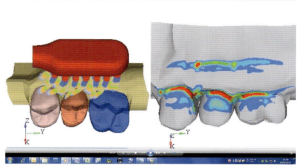

図❶ 幅広ヘッド歯ブラシの挙動解析。上顎４５６歯牙モデルに幅広ヘッドの角度を歯肉に対し90°に設定している。歯と歯肉の境目および炎症性歯肉を同時に磨くことができる

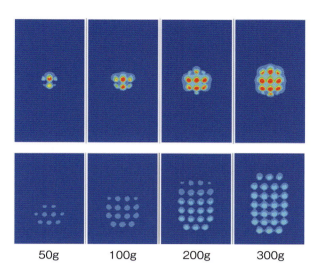

50g　　100g　　200g　　300g

図❷ コンパクトヘッド歯ブラシ（上段）と幅広ヘッド歯ブラシ（下段）のブラッシング圧の比較（ライオン歯科材の歯ブラシで比較）

オン歯科材のブースに展示してあった。当時は介護用に販売されていた幅広ヘッド歯ブラシだった。

さっそくライオン歯科材の東京本社に連絡して、「幅広ヘッド歯ブラシを歯周治療に特化して、データをとらせていただけませんか？」とお願いしたところ、ライオン歯科材の研究者に横浜で面会できることになり、地元から大急ぎで足を運んだ。

「患者さん目線」の「夢の歯ブラシ」を共同開発することになったのは、いま考えてみると、歯磨き環境の悪い地域性や、家族や周囲の環境を「夢の歯ブラシ」で解決したいという筆者のわがままな希望と、「歯磨きが苦手な患者さん目線の歯ブラシ」という勝手な主張を快く受け入れていただけたからだと感謝している。

開発にあたって、「昔から歯磨きはしていない」という患者さんがいる田舎という地域性と、家族や周囲の環境をふまえたときに、歯ブラシ自体の考え方やブラッシング指導のあり方を、まず「患者さんの目線」に変えないと悪い歯磨き環境を解決できないのではないかと考えた（図１）。

図２は、コンパクトヘッド歯ブラシのブラッシング圧（上段）と、幅広ヘッド歯ブラシのブラッシング圧（下段）である（左から50ｇ、100ｇ、200ｇ、300ｇ）。コンパクトヘッド歯ブラシの場合は、ヘッド面積が狭く、研磨処理のために硬くて太いテーパード毛を植毛してあるので、力が分散されず、すべてにおいて赤くストレスがかかっている。

対照的に、幅広ヘッド歯ブラシでは、ヘッド面積が広いことと、研磨処理ではなく、化学処理を施すことで毛先を6 mil（1 mil = 0.0254mm）まで細くできた軟らかいスーパーテーパード毛を植毛してあるので、力が分散され、すべてにおいてストレスがかかっていない。

結果として、炎症が存在する歯周病（歯肉炎・歯周炎）に対しては、ストレスのかからない幅広ヘッド歯ブラシのほうが、歯肉を磨いても痛くないことが理解できる。臨床の現場でも炎症のある歯肉に歯ブラシを当てると、「痛くて磨けない！」と言う歯周病の患者さんも少なくないだろう。

家族や周囲の環境から考える

1．ブラッシング指導を「患者さんの目線」で考える

さて、歯磨きが苦手な患者さんには、どのようなブラッシング指導をして、どのような歯ブラシを選択すればよいのだろうか。

これは筆者の持論であるが、歯ブラシの選択にあたって考えなければならないことがある。それは、歯磨き行動が苦手になった原因である。

おそらく家庭環境や教育も原因の一つではないだろうか。わかりやすくいうと、親の歯磨き習慣がよければ、子どもも必然的に歯磨き習慣がよい

傾向がうかがえる。逆に、親の歯磨き習慣が悪ければ、子どもも必然的に歯磨き習慣が悪いようである。当たり前といえば当たり前のようだが、この当たり前と思うところに歯周病が改善されないリスクファクターが存在するのではないだろうか。

よく見られる光景であるが、歯科医師や歯科衛生士は「歯を磨きましょう！」と歯科医療従事者の目線で指導を行う。しかし、歯磨き習慣のない環境の患者さんに、いきなり磨き方やコンパクトヘッド歯ブラシの使い方を説明しても、受け入れがたいのではないだろうか。

では、どのような歯ブラシを選択して、どのようにブラッシング指導をすべきか。筆者が思うことは、「患者さんの目線」になって考えてあげることである。なぜ歯磨きができないのかを患者さんと同じ目線（土俵）で受け入れてあげることから始めなければならない。歯磨き習慣の悪い患者さんに、「1日3回食後に時間をかけて磨きましょう！」と気合いを入れてブラッシング指導をしても、効果は得がたいのである。

当院では、最初は「1日1回でよいので、幅広ヘッド歯ブラシを使って自由に磨いてみてください」と説明している。歯を磨くタイミングは患者さんの自由にする。つまり、朝でもよいし、昼でも、夜でもよい。まずは歯磨き習慣を身につけてもらうのである。かなり乱暴だと思われるかもしれないが、まったく磨かないよりは効果があるし、結局のところ、長続きさせなければ意味がない。われわれにとっては辛抱のいる長期戦である。

ブラッシング指導において、重要なポイントがもう一つある。それは頑張った結果を目で見てわかるようにすることである。そうしないと患者さんには、歯周病が改善しているかどうかがわからない。当院では、患者情報を一元管理できるコンピュータを導入し、PCRや歯周ポケットの推移を患者さんにプリントアウトして、情報提供している。こうすることで、いままで時間をかけても効果が得られなかったブラッシング指導が円滑に行われるようになった。

地域性、家族性のリスク解決には、「患者さんの目線」で使っていただける幅広ヘッドブラシが一つの解決策となった（図3～6）。

2. 子どもの歯肉炎は家族環境が一つの原因になっている

歯科医師や歯科衛生士（医師、看護師などの医療従事者も含む）の子どもに歯肉炎が少ないのはなぜか。それは、歯科医師や歯科衛生士（医師、看護師などの医療従事者も含む）の家庭では、正しく歯を磨く習慣が生活習慣の一つとして当たり前のように組み込まれているからである。言い換えれば、歯磨きのプロによる歯磨き教育を乳歯が萌出したときから受けているのである。

一方、一般の家庭では、稀に上手にできている家庭もあるが、子どもに歯肉炎がある場合、高い確率で親も歯周炎に罹患していることが多い。さらに、親が歯磨きをしない家庭では、子どもは歯磨きをしない可能性が高いと考えている。

筆者の地域では、当時はこのケースがとても多かった。歯磨きの習慣がない家庭では、コンパクトヘッド歯ブラシでブラッシング指導を行ってもなかなか上手に磨いてもらえないことが少なくない。そこで当院では、ブラッシング指導の方法を「患者さんの目線」にシフトして、幅広ヘッド歯ブラシを使用して自由に磨いてもらうシステムを導入した。現在では、このシステムで持続的な歯磨き習慣を受け入れていただけるケースがとても多くなってきている。

3. 三つ子の歯磨き百までも？

前述したように、歯科医師や歯科衛生士（医師、看護師などの医療従事者も含む）の子どもに歯肉炎が少ないのはなぜか、と問いかけたが、筆者も歯科医の家に生まれたため、小さいときから歯磨きという習慣は常識だった。当たり前のように生活習慣として日課になっていた。記憶にはないのだが、母は乳歯が生えてきたころから筆者が泣いてもスキンシップを図りながら、毎日優しく磨いてくれたようだ。

通常は、子どもが泣けば嫌がっていると判断し

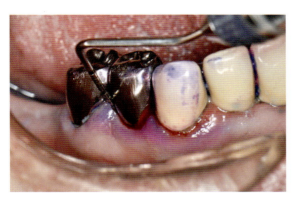

図❸ 80歳・男性、初診時。歯周ポケット7mm、BOP 40.6％、PCR 71.9％

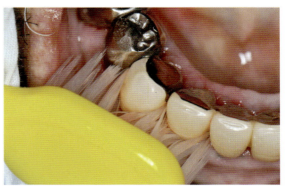

図❹ 幅広ヘッド歯ブラシを使用した唇側のブラッシング

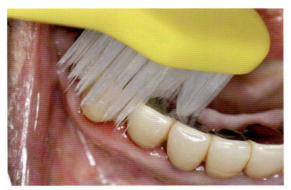

図❺ 幅広ヘッド歯ブラシを使用した舌側のブラッシング

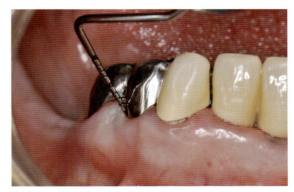

図❻ 2週間後。歯周ポケット5mm、BOP 15.6％、PCR 34.4％

て、親は仕上げ磨きを躊躇するのかもしれない。ひょっとしたら、リスクファクターはこのあたりにもあるのではないだろうか。

　この時点で、歯肉炎や歯周炎の発症のきっかけに差が出ていると考えるのは、筆者だけではないはずである。当院では、上手に磨いてあげることが苦手な親のために、子どもの仕上げ磨きにも幅広ヘッド歯ブラシの子ども用を応用している。基本的なことは歯科衛生士から指導するが、あまりかたちにとらわれず、自由に楽しく磨いてもらっている。

4．親が仕上げ磨きをしなくなる時期から歯肉炎のリスクが高まる？

　小学生の歯肉炎の割合が、40％以上といわれているなかで、親が仕上げ磨きをしなくなる時期は、小学3年生くらいからではないだろうか。仕上げ磨きは、「何歳まで必要なのだろうか？」と考えることがある。実際に仕上げ磨きをしている時期は、乳歯列期ではないだろうか。

　親は子どもが自分で磨くようになったことを喜んでよいのだろうか。実際のところ、自分で上手に磨けているかは疑問な点が多い。子どもは、基本的に歯磨きが苦手で、面倒くさいことが嫌いである。筆者自身も子どものころは歯磨きが面倒で嫌だった。

　子どもや親の目線に立ってみると、いろいろな理由があるのかもしれないが、歯磨きが苦手な子どもへの仕上げ磨きの必要性はあきらかである。仮に仕上げ磨きを小学2年生まで行っていたとしよう。しかし、親もさすがに小学3年生になってまで仕上げ磨きをしようとは思わないだろう。ところが、親が仕上げ磨きをしなくなった小学3年生の子どもは、親が思うほど自分では上手に磨けていないので、歯肉炎のリスクが高くなっていく可能性が十分に考えられるのではないだろうか。実際にライオン歯科材の調査（ライオン歯科材調

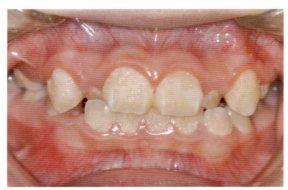

図❼　9歳・女児。初診時

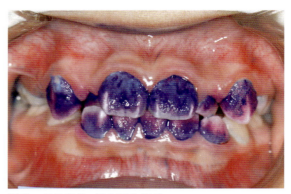

図❽　2色染色（PCR63.8％）

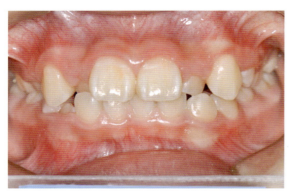

図❾　幅広ヘッド歯ブラシを使用してから10日後

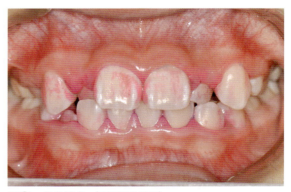

図❿　2色染色（PCR20.0％）

査、2009年歯科医院調査）でも、この時期から歯肉炎が増えているようである。

　当院では、歯磨きが苦手な子どもには、実際にチェアーサイドで幅広ヘッド歯ブラシの子ども用を使用してもらい、親子で一緒にブラッシング指導を行っている。歯磨きが苦手で困っている親御さんが相談にこられたケースを図7～10に示す。指導から10日後の来院時には、「痛くないから磨ける」と上手に元気よく磨いていた。

5. 思春期や反抗期をリスクファクターとして考える

　家庭環境にもよるが、思春期や反抗期もリスクファクターの一つになるのではないだろうか。思春期の子どもは、われわれ歯科医療従事者の言うことにも反抗的な場合がある。家族に対してだけの反抗期であれば、まだわれわれ他人の言うことは聞いてくれる。しかし、家庭環境が複雑で、われわれ他人に対しても反抗的な子どもが少なからず存在する。そのようなケースは、とても解決が困難である。

　われわれ歯科医療従事者も人間なので、感情的になってしまう気持ちもわからなくはないが、子ども相手に感情的になっては本末転倒である。反抗期の子どもに対するブラッシング指導ほど、困難なものはない。解決方法としては、すべてを受け止める大きな心をもち続ける気持ちしかないだろうが、筆者は、親と真正面から話し合うようにしている。ストレスはあるが、反抗期と自分との戦いである。

田舎町の地域性や家族環境に合わせたブラッシング指導

　いまでは、SPTを中心に継続的な歯周治療を希望する患者さんが増え続けているが、ここまで来るには相当な時間と挫折を味わった。患者さんの理解が得られやすかった理由は、細々とした指導が要らないので術者の動機づけも簡単で、患者さんに受け入れてもらいやすいブラッシング指導だったからであろう。

　田舎町の地域性、家族や周囲の環境に合わせた

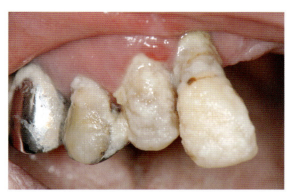

図⓫　ビックリするほど歯磨きをしなかったおばあちゃん

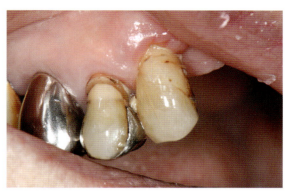

図⓬　幅広ヘッド歯ブラシ使用1ヵ月後。プラークがとれるほど歯磨きが上達していた

ブラッシング指導を心がけてきたが、すべての症例に幅広ヘッド歯ブラシを継続し続けるのではなく、まずは歯ブラシ習慣を身につけるための「動機づけ歯ブラシ」として使っている。いわゆる「歯ブラシ」を「処方」するという考え方である。

しかしながら、幅広ヘッド歯ブラシにも欠点がある。臼歯部にはヘッドが届きにくく、コンパクトヘッド歯ブラシの併用も必要となる。それぞれの歯ブラシの利点と欠点を使い分けながら、併用していただくことが必要である。

幅広ヘッド歯ブラシで歯磨きが上手になった患者さんのなかには、コンパクトヘッド歯ブラシへ移行する場合も少なくない。その一方で「幅広ヘッド歯ブラシでないと磨いた気にならない」と言われる高齢の患者さんもおられ、ブラッシング技術としては未熟ではあるが、プラーク総量の減少効果が認められるため、セルフケアはそれでよしとし、プロケアでフォローしている場合もある。近年、多くのメーカーから幅広ヘッド歯ブラシ製品が増加していることは、非常に興味深い。

まとめ

家族と周囲の環境を歯周病のリスクファクターとして捉えた場合、解決方法としては、「歯科医療従事者の目線」を「患者さんの目線」に置き換えて考えることが必要であろう。地域性、家族や周囲の環境が歯周病のリスクファクターの一つになっていることは、とても重要視すべきことではないかと考えている。

筆者が試みた方法は、歯ブラシの選択や細々とした指導法を少しだけ変えたことであり、この考え方一つで時間はかかるが、解決の糸口となり得るかもしれない。しかしながら、家庭環境までわれわれ医療従事者は口出しができない。歯周病のリスクファクターには、細菌、タバコ、糖尿病、飲酒など多様であるが、これらすべてのはじめの一歩は、ストレス社会における家族や周囲の環境からきているように感じている。家族や周囲の環境を改善していくことで、すべてのリスクファクターを取り払えるきっかけの一つになるのではないだろうか。

当院で幅広ヘッド歯ブラシを歯周治療に導入してから10年以上が経過した。その結果、歯ブラシ一つだけでも考え方を変えると、周囲の環境に変化が生じることがわかった。何かをきっかけに歯磨き習慣に対する考え方が変われば、家族や周囲の環境も変わり、歯周治療によりさらに効果が高まっていくと考えている。

最近、うれしいことがあった。高齢者のブラッシング指導に悩んでいる先生から、「ビックリするぐらい歯磨きをしようとしなかったおばあちゃんに幅広ヘッド歯ブラシを使ってもらったところ、1ヵ月後にはすっかり上手になっていた」と喜びの写真と感想をいただいた（図11、12）。このようなケースが、多くの地域でみられれば、筆者にとって望外の喜びである。

プラークコントロールの誤解
歯間部清掃を再考する!

愛知学院大学短期大学部　歯科衛生学科　**稲垣幸司** *Koji INAGAKI*

日本人の疾病構造における歯周病の現状

2014年患者調査[1]によると、高血圧性疾患677万8,000人、歯周病444万9,000人、悪性新生物300万8,000人、う蝕283万6,000人、脳血管疾患253万4,000人、糖尿病243万3,000人、心疾患（高血圧性のものを除く）193万9,000人、脂質代謝異常146万6,000人の順となり、歯科疾患である歯周病とう蝕が2位、4位となっている。

歯科疾患実態調査結果

2011年歯科疾患実態調査[2]によると、毎日歯を磨く者の割合は、およそ95％以上で、毎日複数回歯を磨く者の割合も年々増加している。一方、歯周病所見は、15歳未満では歯肉に所見のある者、検査対象歯のない者は少ないが、15歳以上ですでに約7割、30歳以降から約8割の者が歯肉に所見がみられ、およそ8割の国民が歯肉炎を含めて歯周病に罹患しているといわれている。

さらに、4㎜以上の歯周ポケットをもつ者の割合（歯周炎）は、30歳以降で2割以上、45歳以降で3割以上、55歳以降で4割以上となり、2005年同調査と比較すると、30～60歳代では低くなる傾向を示したが、65歳以上の高齢者層では高値を示している。

前述の2014年患者調査[1]と2011年歯科疾患実態調査[2]時の総人口は、総務省データ[3]の総人口確定値によると、それぞれ、1億2,708万3,000人（2014年10月1日時）、1億2,779万9,000人（2011年10月1日時）、そして、現在は、1億2,693万人（2016年10月1日時）であり、大きな変動はない。そこで、2016年10月1日時の総人口確定値から、8割と予想される歯周病罹患者は、1億166万6,400人となるが、歯周病として来院したのは、2014年患者調査[1]から推定すると、そのうちのわずか4.4％にすぎない。

すなわち、多くの国民が歯周病にならないように、毎日歯を磨いているにもかかわらず、歯周病の罹患率は高く、とくに65歳以上の高齢者層ではむしろ増加傾向にある。しかも、歯周病罹患者の多くが、治療を受けていないことが推測される。その要因の1つが、歯間部歯周組織の組織構造上の問題であり、その管理体制にある。

歯間部歯肉の組織構造

歯間部歯肉はコルと呼ばれ、鞍状形態（凹面形態）を呈している（図1）。この窪みに、プラークが停滞しやすく、かつ歯肉は構造的に角化が粗な

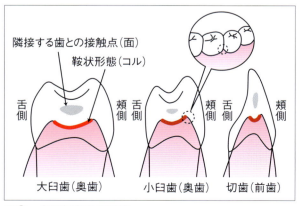

図❶　歯間部歯肉の形態

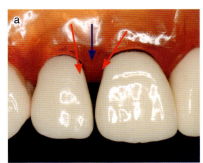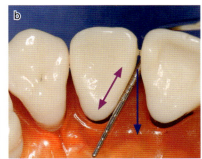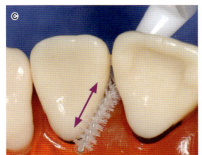
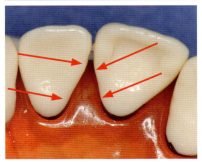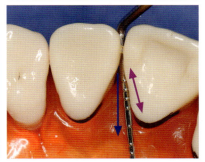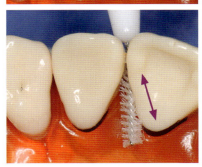

図❷　歯根形態と歯間部清掃用具の活用部位。歯間ブラシの目的は、歯と歯の間のプラーク（aの赤矢印部分）を除去することである。大切な歯間乳頭（a：青矢印、歯間部の中央部の三角状のピーク部分）を喪失させないように留意する。誤った使用により、歯間部の歯間乳頭だけが下がり、肝心の歯間部のプラークが残存するような使用法では歯周病は改善しない（b：青矢印）。上顎の前歯部の例であるが、bの器具の方向に、舌（裏）側の歯間部の歯周ポケットに沿って、歯間ブラシをゆっくり小さく慎重に動かす（b、c：紫矢印）。決して、振動したりする必要はない

弱い上皮組織で被覆されていることから、歯周病原細菌が停滞、侵入しやすく、歯周病の好発部位となる。しかも、歯間部プラークは、歯ブラシだけでは除去できない。したがって、歯間部清掃用具は必須であり、適切に用いないと歯周病に罹患しやすくなる。

歯科医師や歯科衛生士は、好発する歯周病への対策として、歯間部への歯間部清掃用具の使用の必要性を啓発し、その適切な使用法を指導することが急務である。

歯間部清掃用具の使用頻度の現状

歯周病の好発部位は、歯間部である。その歯間部の清掃は、歯ブラシだけでは困難であり、歯間部清掃用具が必須となる。一方、歯間部清掃用具の使用頻度は、健康日本21[4)]では歯周病予防のための40、50歳における歯間部清掃用具使用者の2010年目標値を50％以上としているものの、1999年保健福祉動向調査によると[5)]、約25％（35～44歳：35.5％、45～54歳：31.6％）程度である。その後の2010年国民健康・栄養調査[6)]でも、デンタルフロスは約13％、歯間ブラシは約20％に留まっている。しかも、歯間部清掃用具が適切に正しく使用されて、毎日定着しているものになると、その頻度はさらに低いはずである。

歯間部清掃用具の適切な使用法

歯間部清掃用具の効率的、かつ歯周組織への損傷の少ない使用法は、歯ブラシでは除去できない接触点直下から舌側・口蓋側の歯頸部に、歯間ブラシのワイヤー部やデンタルフロスを沿わせて、歯頸部からプラークを除去することである（図2）。

歯間部清掃用具の適切な使用に際し、隣接面歯頸部の歯根形態、とくに大臼歯部の歯根陥凹や根分岐部の位置関係に留意しておく必要がある。一般的に、近遠心径は頬側・唇側に比べ、舌側・口蓋側が小さいため、接触点から舌側・口蓋側の歯頸部にかけて、近心面は遠心方向に、遠心面は近心方向に角度をつけて、歯間ブラシのワイヤー部やデンタルフロスを沿わせなければならない。し

たがって、患者指導において、この解剖学的特異性を理解させ、この方向に操作するための技術の習得に繰り返しの指導が必要になる。

舌側・口蓋側の歯頸部に沿わない歯間部の歯間ブラシの使用は、歯間乳頭中央部を圧迫し、歯間部歯頸部プラークが残存し、さらに大切な歯間乳頭部の喪失を招くことになるため、避けなければならない。

歯間部清掃用具の臨床効果
歯間ブラシとデンタルフロスの比較研究から

慢性歯周炎患者に対して、歯肉縁下のルートプレーニング前の歯間ブラシやデンタルフロスの効果についてランダム化比較試験を行った研究[7]によると、6週後、12週後ともに、デンタルフロス群に比べ、歯間ブラシ群ですべての指数がより低下し、歯間ブラシによる歯周病所見のよりいっそうの改善効果が報告されている。

また、日本での歯間部プラーク除去効果を比較した研究[8]でも、歯ブラシだけに比べ、デンタルフロス併用、さらに歯間ブラシ併用でより有意なプラーク除去効果があることが確証されている。歯間ブラシとデンタルフロスによる歯周病とう蝕の予防や治療効果に関するシステマティックレビュー[9]やコクランレビュー[10]でも、歯間ブラシの有効性が実証されている。

歯間ブラシの選択基準

歯間ブラシのハンドル部分は、主にストレートタイプとアングル（L字型）タイプがある。ストレートタイプのほうが、挿入操作は平易であるが、前述のように、接触点直下から舌側・口蓋側の歯頸部中央にかけて（図2）、歯間ブラシのワイヤー部分を適合させることが困難（とくに臼歯部）であるため、L字型を選択する。さらに、歯間ブラシのワイヤー部分の適合後の操作には、ワイヤー部の強度が優れた製品、超合金製ワイヤーが適している。

植毛部の形態は、ストレート型、テーパー型、バレル型（樽状）があるが、歯間部への挿入のしやすさから、テーパー型が適している。また、ゴムタイプの歯間ブラシは、歯間乳頭部歯肉を圧迫するだけで、接触点直下から舌側・口蓋側の歯頸部中央にかけてのプラーク除去は困難であると思われる。

歯間ブラシのサイズは、4S（最小通過径0.6mm～）～LL（最小通過径2.2mm～）までの7種類があり、歯間部のサイズに応じて選択する。一般的に歯間ブラシは、歯周病に罹患した患者が使用するというイメージがあるが、ワイヤー強度の向上に伴い、極細の4SやSSSタイプが追加され、健康な歯周組織や軽度の歯肉炎症例に対する適応が可能になった。

すなわち、歯間ブラシを接触点直下から舌側・口蓋側の歯頸部中央にかけて適切に用いることで、歯間乳頭の損傷、喪失を防ぎ、歯周病やう蝕を予防し、その進行や再発を抑制することが可能になる。しかし、歯間ブラシはすべての部位に万能ではなく、歯根の近接した歯や叢生部位の歯間部は、歯間ブラシの適応が不可能なので、デンタルフロスを併用する。

むしろ、正常歯列であるからこそ、歯間ブラシ（極細の4SやSSSタイプ）を推奨すべきであり、歯間部清掃用具を指導する立場にある歯科医師や歯科衛生士も、その適切な使用者となったうえで、よき指導者であるべきである。したがって、歯間部清掃用具を使用していない、いや毎日使用することが定着しない歯科医師や歯科衛生士が、無責任に歯間部清掃用具を指導する資格はない。歯間ブラシの誤った挿入により、大切な歯間乳頭が損傷し、炎症の原因である接触点直下から舌側・口蓋側の歯頸部中央にかけてプラークが残存するという事態は、避けなければならない。

歯間ブラシの使用法と挿入方向

歯間ブラシの歯間部挿入は、歯間乳頭を損傷させないように、近遠心的には頰側・唇側中央部の接触点下から挿入をはじめ、頰舌側的には頰側・

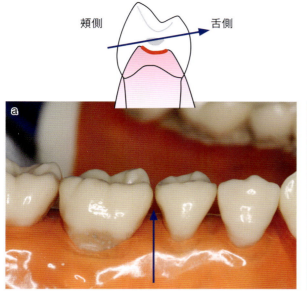
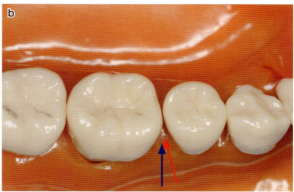

図❸　歯間ブラシの挿入方向。a：近遠心的には、頰側・唇側中央部の接触点下から挿入をはじめ、頰舌側的には、頰側・唇側から、舌側・口蓋側に向けて、歯冠側方向に挿入する。b：近心から挿入すると（赤矢印）、挿入部の歯の近心隣接面にワイヤーが当たって曲がってしまい、歯間部歯肉を損傷させやすい

唇側から舌側・口蓋側に向けて、歯冠側方向に挿入すると安全である（図3a）。

逆に、頰側・唇側から歯頸部方向に歯間ブラシを挿入すると、歯間乳頭を損傷させ、痛み、出血を伴うことになる。また、臼歯部になると、歯間ブラシを近心から挿入しやくすくなり、そのまま挿入すると、挿入部の歯の近心隣接面にワイヤー当たって曲がり、歯間部歯肉が損傷して、痛み、出血を伴うこともある（図3b）。

歯間ブラシ使用時の出血に対しては、炎症の消退に伴い改善することを伝えるが、歯間ブラシの歯間部挿入時の痛みや出血は、患者の歯間ブラシ使用、定着に対するマイナスイメージを与えることになるため、事前にその可能性を説明しておく必要がある。

歯間ブラシ挿入後の把持と使用法

歯間ブラシは、L字型を用いて歯間部に挿入し、接触点直下から舌側・口蓋の歯頸部にワイヤー部分をそっと沿わせて、ゆっくりと2～3mm前後に数回動かし、プラークを取り除く。以下に、上下顎に分けてポイントを解説する。

1．下顎

歯間ブラシを挿入後（図4a）、接触点直下から舌側の歯頸部にワイヤー部分を沿わせるために、歯間ブラシ把持部を下顎咬合平面よりも上方に上げる必要がある（図4b）。

しかし、そのままの把持では、その後の操作ができないため、把持する手を下方から持ち変える（図4c）。その位置を保ちながら、接触点直下から舌側の歯頸部に適合させたワイヤー部分で、ゆっくり2～3mmほどのストロークを行う。

2．上顎

歯間ブラシを歯間部に挿入後（図5a）、接触点直下から口蓋の歯頸部にワイヤー部分を沿わせるために、歯間ブラシのハンドル部の角度を調整する。すなわち、歯間ブラシのハンドル部を下口唇方向に変えることで、接触点直下から口蓋の歯頸部にワイヤー部分を沿わせ、的確な操作が始められる（図5c）。

その位置を保ちながら、接触点直下から口蓋の歯頸部に適合させたワイヤー部分で、ゆっくり2～3mmほどのストロークを行う。

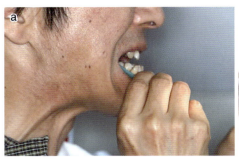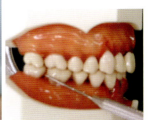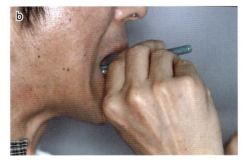
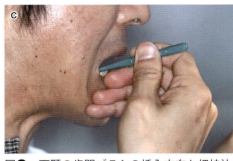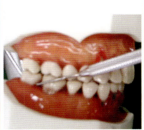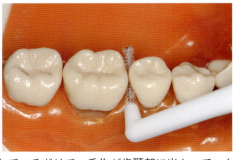

図❹　下顎の歯間ブラシの挿入方向と把持法。a：歯間ブラシを歯間に入れているだけで、毛先が歯頸部に当たっていないばかりか、歯間乳頭を押し下げている。b：歯間ブラシが歯頸部に当たるよう、ハンドルの角度を変えたが、把持が不十分である。c：歯間ブラシを持ち変え、接触点直下から舌側の歯頸部にワイヤー部分を沿わせ、的確な操作が始められる

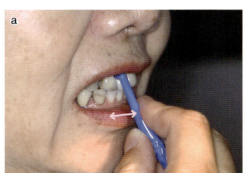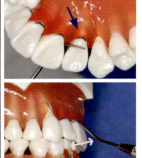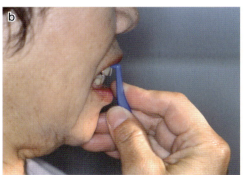
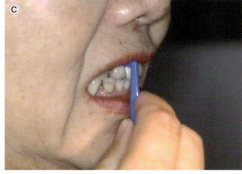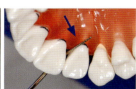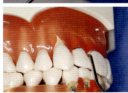

図❺　上顎の歯間ブラシの挿入方向と把持法。a：歯間ブラシを歯間部に入れて歯間乳頭部を圧迫しているだけで、毛先が歯頸部に当たっていない。b：歯間ブラシが歯頸部に当たるよう、ハンドルの角度を変えたが、親指が口蓋側への適合を阻害している。c：歯間ブラシを持ち変え、接触点直下から口蓋の歯頸部にワイヤー部分を沿わせ、的確な操作が始められる

歯間ブラシ消耗の評価

　歯間ブラシが定着（毎日、歯間ブラシを使用）した段階で、最初は歯間ブラシが折れたり、曲がったりすることが多い。しかし、この過程は歯間ブラシを定着して使用した結果であり、技術の改善を促す前に誰もが通る過程であること、歯間ブラシが定着したことを賞賛すべきである。

　その後、技術の改善を図る。すなわち、歯間ブラシが折れたり、曲がる段階では、歯間ブラシ植

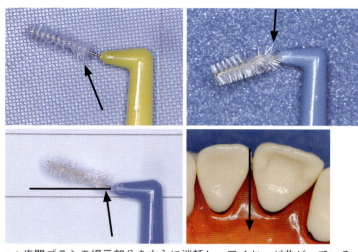
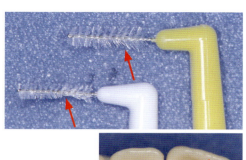

a：歯間ブラシの根元部分を中心に消耗し、ワイヤーが曲がっている
図❻　歯間ブラシの消耗

b：歯間ブラシのワイヤーが曲がらずに、中央部分が消耗している。1日2回1週間使用した歯間ブラシである

毛部の根元部分を中心に消耗し、ワイヤーが曲がっている（図6a）。歯間ブラシの根元部分が消耗する理由は、歯間ブラシの挿入後、接触点直下から舌側・口蓋の歯頸部にワイヤー部分を沿わせずに、頰側・唇側隅角部に沿わせるからである。

この使用法では、接触点直下から舌側・口蓋の歯頸部のプラークは残存する。したがって、前述の歯間ブラシ挿入後の適用角度や位置づけに留意して、接触点直下から舌側・口蓋の歯頸部にワイヤー部分を沿わせて、軽くストロークするだけでプラークは除去できるとともにワイヤーは曲がらなくなり、歯間ブラシ植毛部の中央部分がわずかに消耗する程度となる（図6b）。

デンタルフロスの適切な使用法

デンタルフロスの歯間部への挿入は、歯間乳頭歯肉を損傷させないように、頰舌的方向にのこぎりを引くような操作を数回繰り返しながら、ゆっくりと接触点から歯間部に挿入させる。その後、接触点直下から舌側・口蓋側の歯頸部に、デンタルフロスを沿わせて、歯頸部から歯冠側にプラークを除去する。

一般的に近遠心径は、頰側・唇側に比べ、舌側・口蓋側が小さいため、接触点から舌側・口蓋側の歯頸部にかけて、近心面は遠心方向に、遠心面は近心方向に角度をつけて、デンタルフロスを沿わせなければならない（図7）。

したがって、患者指導において、この特異性を理解させ、この方向に操作するための技術の習得に繰り返しの指導が必要になる。

デンタルフロスと歯間ブラシの使い分け

正常歯列であれば、歯間部清掃用具として、歯間ブラシ（極細の4SやSSSタイプ）が適用可能である。しかし、歯根の近接した歯や叢生部位の歯間部は、歯間ブラシの適用が不可能であるので、デンタルフロスが必須となる。逆に、小臼歯部や大臼歯部の隣接面の歯根陥凹部は、デンタルフロスではプラークの除去ができないので、歯間ブラシが必須である。また、最後方歯の遠心部には、デンタルフロスが有効である（図8）。

また、糸巻き（ホール）型からデンタルフロスを取り出して用いる手指による方法とホルダー型を用いた方法があるが、接触点直下から舌側・口蓋側の歯頸部にデンタルフロスを沿わせて適用できればどちらでもよい。

しかし、手指による方法では、両手指4指を口腔内に挿入して、鏡を置いて適用させなければならない。一方、ホルダー型では、とくに、Y字型ホルダーでは、片手に手鏡を持ちながら、口腔内

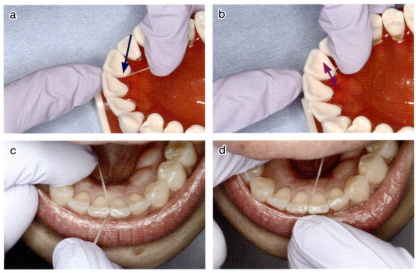

図❼ 手指によるデンタルフロスの適用部位。a、b：1̲近心口蓋側歯頸部への適用、c：1̄近心舌側歯頸部への適用、d：1̄近心舌側歯頸部への適用

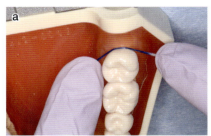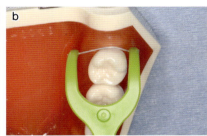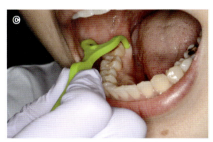

図❽ 最後方歯の遠心部へのデンタルフロスの適用。a：デンタルフロスの適用。デンタルフロスは、見やすくするために、青色にしている。手指4指を臼歯部まで挿入する必要がある。b、c：ウルトラフロス®（ライオン歯科材）の適用。口腔外から、手指により舌側に傾斜させ、コントロールすることが可能である

に指を挿入することなく、片手での操作が可能である（図8）。さらに、Y字型ホルダー中間の把持部を第1指と第2指で把持し、挿入後の舌・口蓋側に傾斜させるための角度調整が容易である。また、上顎では接触点直下から口蓋側歯頸部に、デンタルフロスを沿わせた部分が見えないため、Y字型ホルダー中間の把持部を第1指と第2指で把持し、挿入後の口蓋側に傾斜させ、適合させることをイメージさせ、指導時には歯科医師や歯科衛生士が直視で確認する必要がある。

歯間ブラシやデンタルフロス誤用の評価と対応

前述の歯間ブラシが曲がったり、植毛部の根元部分を中心に消耗する症例では、植毛部が接触点直下から舌側・口蓋側歯頸部に沿わずに、歯頸部から離れてセメントエナメル境あたりを中心に、歯頸部セメント質（図9赤矢印）を摩耗させる。したがって、先述のように、歯間ブラシのワイヤー部分を接触点直下から舌側・口蓋側歯頸部に沿わせるように、ハンドル部分を調整するように指導する（図10）。患者自身は、痛みがなく無自覚であるため、歯科医師、歯科衛生士が留意しておく必要がある。

舌側・口蓋側の歯頸部に沿わない歯間部でのデンタルフロスの誤用により、歯肉の欠損、歯肉クレフト（flossing cleft）が生じる可能性にも留意しておく必要がある（図11）。さらに、デンタルフロスを乱暴に用いると、とくに最後方臼歯や臼歯部の遠心部において、デンタルフロスによる歯質の欠損を引き起こしたり[11]、歯槽骨吸収を起こす可能性[12]があることも留意しておく必要がある。

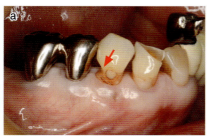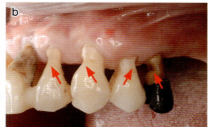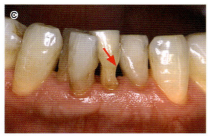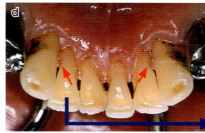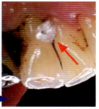

図❾ 歯間ブラシの誤用による歯頸部歯質欠損例。a：70歳・男性、b：62歳・女性、c：59歳・男性、d：70歳・男性

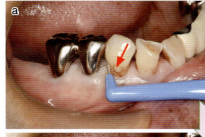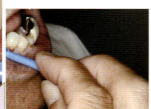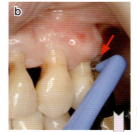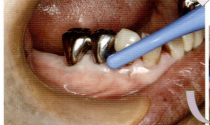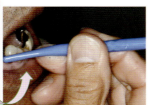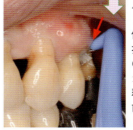

図❿ 歯間ブラシの誤用への対応。a：歯間ブラシハンドル部の角度を調整して、接触点直下から舌側歯頸部に沿わるように指導した。b：歯間ブラシのワイヤー部分が歯頸部から浮いて、歯頸部の摩耗を生じさせていたので、歯頸部に沿うように指導した

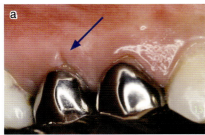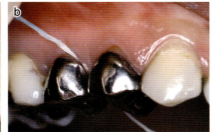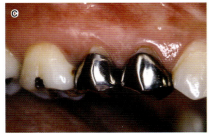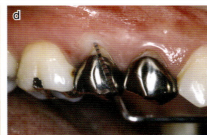

図⓫ デンタルフロスによる歯肉クレフト（flossing cleft）。a、b：23歳・女性、5̲頰側部に歯肉クレフトがみられ、デンタルフロスによるクレフトと判定した。c、d：デンタルフロスの正しい使用法により、歯肉クレフトは消失したが、わずかな歯肉の退縮を認めた（6ヵ月後）

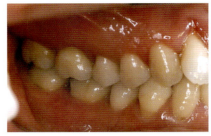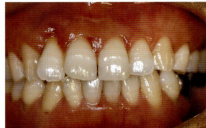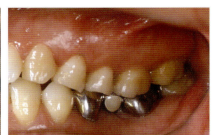

a：45歳・男性、初診時（1989年6月）

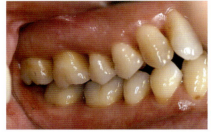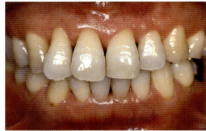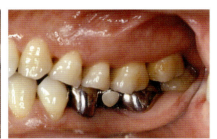

b：SPT開始時（1992年11月）

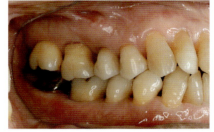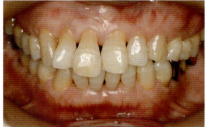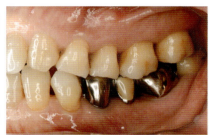

c：SPT継続時（2016年2月）
図⓬　歯間ブラシ定着長期症例

症例

中等度の慢性歯周炎（45歳・男性、主訴：歯肉出血）に対して、歯周基本治療時に歯間ブラシが定着し、現在、サポーティブペリオドンタルセラピー（SPT）を継続しており、初診から26年間良好に経過している長期症例を呈示する（図12、13）[13]。

初診時、歯間ブラシは使用していなかった（表1）。歯周基本治療時、辺縁歯肉の急性炎症の消退に伴い、歯間ブラシを導入し、その後約26年間、適切に使用することで良好にSPTを継続している。歯ブラシによる急性炎症のコントロール後は、口腔清掃の順序では、歯間ブラシによる歯間部清掃を優先させている。

なお、一部の書籍や雑誌などで補助清掃用具としてデンタルフロスや歯間ブラシを紹介、記載しているが、歯間部の清掃は補助的なものではないので、「補助清掃用具」という用語は用いるべきではなく、「歯間部清掃用具」という独立した口腔清掃用具として位置づける。

まとめ

口腔清掃指導にあたる歯科医師や歯科衛生士は、歯間部清掃用具としての歯間ブラシやデンタルフロスの適用法を熟知し、双方の適切な使用者となったうえで、よき指導者であるべきである。歯間部清掃を再考することが、国民の口腔の健康だけでなく、からだの健康に繋がるはずである。

【参考文献】
1）厚生労働省：平成26年（2014）患者調査の概要. http://www.mhlw.go.jp/toukei/saikin/hw/kanja/10syoubyo/, Accessed for Nov 3, 2016.
2）厚生労働省：平成23年歯科疾患実態調査結果について.

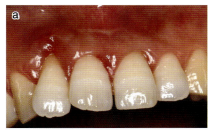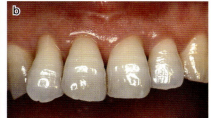
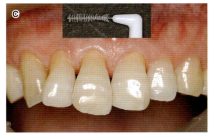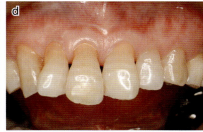

図⓭ 歯間ブラシ定着長期症例。a：45歳・男性、初診時、歯間ブラシ不使用（1989年6月）、b：SPT開始時（1992年11月）、歯間ブラシ定着、c：SPT時（2010年3月）、歯間ブラシSSは、適切に使用されている。d：SPT時（2016年2月、初診から26年経過）

表❶ 口腔清掃習慣の推移

日時	1989年6月	1990年2月	2006年8月
治療ステージ	初診時	歯周基本治療	SPT
1日の口腔清掃回数	2回	2回	3回
いつ	朝・夜	朝・夜	朝・昼・夜
どこで	洗面所	洗面所	洗面所（夜は居間）
どのように（姿勢）	立位	立位	立位（夜は居間で座位）
口腔清掃用具、順序および時間	歯ブラシ5分	1.歯間ブラシ5分 2.歯ブラシ5分	1.歯間ブラシ3分（夜5分） 2.歯ブラシ3分（夜10分）
手鏡使用の有無	なし	あり	あり
歯磨剤の有無	あり	なし	なし

  http：//www.mhlw.go.jp/toukei/list/62-23.html，Accessed for Nov 5, 2016.
3）総務省統計局：人口推計．http：//www.stat.go.jp/data/jinsui/new.htm, Accessed for Nov 5, 2016.
4）厚生労働省：健康日本21 歯の健康．http：//www1.mhlw.go.jp/topics/kenko21_11/b6.html#A63，Accessed for Nov 5, 2016.
5）厚生省大臣官房統計情報部：歯間部清掃用器具の使用状況．http：//www1.mhlw.go.jp/toukei/h11hftyosa_8/kekka5.html，Accessed for Nov 5, 2016.
6）厚生労働省：平成22年国民健康・栄養調査結果の概要．http：//www.mhlw.go.jp/stf/houdou/2r98520000020qbb.html，Accessed for Nov 5, 2016.
7）Jackson MA, Kellett M, Worthington HV, Clerehugh V.：Comparison of interdental cleaning methods：a randomized controlled trial. J Periodontol, 77(8)：1421-1429, 2006.
8）高世尚子，田淵由美子，鶴川直希，武村あかね：歯間清掃具によるプラーク除去効果の臨床的検討．日歯保存誌，48(2)：272-277, 2005.

9）Slot DE, Dörfer CE, Van der Weijden GA.：The efficacy of interdental brushes on plaque and parameters of periodontal inflammation：a systematic review. Int J Dent Hyg, 6(4)：253-264, 2008.
10）Poklepovic T, Worthington HV, Johnson TM, Sambunjak D, Imai P, Clarkson JE, Tugwell P.：Interdental brushing for the prevention and control of periodontal diseases and dental caries in adults. Cochrane Database Syst Rev, 12：CD009857. doi：10.1002/14651858.CD009857.pub2, 2013.
11）Salas ML, McClellan AC, MacNeill SR, Satheesh KM, Cobb CM.：Interproximal cervical lesions caused by incorrect flossing technique. Int J Dent Hyg, 10(2)：83-85, 2012.
12）Walters JD, Chang EI.：Periodontal bone loss associated with an improper flossing technique：a case report. Int J Dent Hyg, 1(2)：115-119, 2003.
13）安藤和枝，日比麻未，千田美和，早川純子，山口みどり，稲垣幸司，野口俊英：歯の病的移動を伴う慢性歯周炎症例の長期臨床経過．日歯周誌，49(3)：250-256, 2007.

障害者の歯周病への対応

東京都立心身障害者口腔保健センター　**関野　仁** Jin SEKINO

　障害者とは身体障害、知的障害または精神障害があり、継続的に日常生活や社会生活に相当な制限を受ける者をいう。最近の障害者関連の法整備として、平成28年4月に障害者差別解消法が施行された。この内容には主に、「障害を理由とした不当な差別的取扱いの禁止」、「社会的障壁を取り除くための合理的配慮の提供」が盛り込まれている。

　つまり、歯科医療従事者は、障害者の診療を受け入れることはもちろん、患者からの要望に対してできるかぎり対応することが求められている。このためには、障害について幅広い知識と理解をもち、診療所として障害に応じた対応ができる環境整備を行う必要がある。

障害者の歯周病のリスクファクター

　障害者は健常者と比較して、歯周病に早期に罹患し重症化しやすい。これにはさまざまなリスクファクターが関係している。そのなかで、器質的障害や機能的制約、生活環境など、回復や改善が困難な要因もあり、個々の患者のリスクファクターを考慮した歯周治療の目標設定や治療計画の立案が求められる。

1．プラークコントロール

　知的障害者や身体障害者は、健常者と比較してプラークコントロール不良になりやすい[1,2]。ブラッシング行動の確立には、健康や清潔の概念、口腔内の空間認知、体幹の安定、手指の協調運動など、さまざまな因子がかかわっている。

　そのため、患者の障害の程度や特徴を適切に評価し、患者がもつ機能や能力を最大限発揮できるような指導が必要である。歯周病のリスクが高く、セルフケアだけで炎症のコントロールが達成できない場合には、介助者によるブラッシングや専門家によるプロフェッショナルケアによって補っていく。

2．服用薬

　障害者は基礎疾患を有することが多いため、薬の服用率が非常に高い。障害者歯科外来患者の調査[3,4]では、5～7割近くの患者に常用薬があり、そのなかでも抗てんかん薬の服用率が最も高い結果となっている。

　抗てんかん薬は歯肉増殖を誘発する代表的な薬の一つであり、とくにフェニトイン（商品名：アレビアチン、ヒダントール）は高頻度で歯肉増殖を発症させる（図1）。歯肉増殖の程度は、服用量に依存しているため（図2a、b）、可能であれば減薬または断薬について主治医に対診をとる。

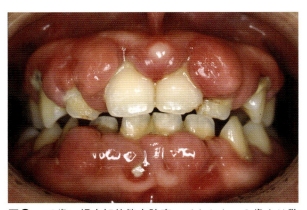

図❶　18歳、軽度知的能力障害、てんかん。3歳より数種類の抗てんかん薬を服用中。フェニトイン（アレビアチン＋ヒダントール／1日服用量250mg）による薬物性歯肉増殖症

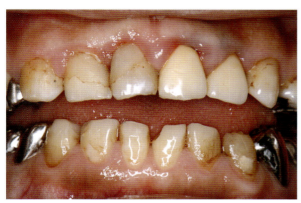

a：アレビアチン／1日服用量210mg。上顎前歯部の歯肉増殖を認める

図❷ 38歳、自閉症スペクトラム障害、てんかん

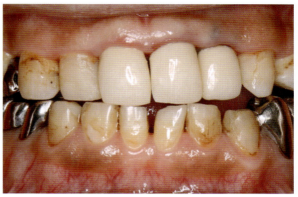

b：アレビアチン服用量の減少に伴い歯肉増殖が徐々に改善する。断薬後、歯肉増殖は完全に改善した

　その他、直接的な歯周病のリスクではないが、口腔乾燥や口内炎の副作用があるものでは、プラークが停滞しやすいことやブラッシング時の疼痛により、口腔内が不衛生になりやすい。患者の服用薬は常に聴取し、口腔内への影響を把握しておくことが必要である。

3．遺伝疾患

　日本歯周病学会による歯周病分類システムでは、歯周炎は慢性歯周炎、侵襲性歯周炎、遺伝疾患に伴う歯周炎の3つに分類される。この分類のなかで、歯周炎を随伴する遺伝疾患として特定の疾患が挙げられているが、どの疾患も先天的な免疫不全により低年齢から歯周病のリスクが高いことが特徴である。

　そのなかで最も出生率が高いものは、Down症候群で、免疫不全だけではなく多くの歯周病のリスクファクターを有している。遺伝疾患に伴う歯周炎は、進行が早く、重症化すると改善が難しくなるため、発症前の低年齢からの継続した予防管理が必須である。

4．咬合

　咬合は歯周病の重要なリスクファクターの一つであるが、障害者歯科臨床では課題の多い問題でもある。知的障害や身体障害があると、指示した顎位をとれない、顎位が不安定などで適切な咬合診査が難しいことが多い。そのため、装着後の修復物や補綴物は、ファセットや動揺の変化を観察していく必要がある。

　また、義歯による補綴治療が必要な場合でも、患者の口腔機能、協力度、介助の状況などから義歯を使用できるかどうかが不確定で、咬合回復治療が行えないこともある。スプリントの使用についても同様である。

　Down症などの染色体異常の疾患では、先天性欠如歯や歯列不正、不正咬合が多く、咬合の問題が起きやすい。矯正治療が必要なケースであれば、現在、保険診療適応となる疾患が50近くあるため、患者の疾患名を確認することが必要である。

5．生活環境

　日常生活動作（ADL：activities of daily living）が自立していない場合、患者の能力に応じた支援や介助が必要である。障害者に対するブラッシング介助の質は、患者の口腔内の状態、協力度、介助者の意欲、技術、体力、時間的余裕などに左右される。このため、歯周病を管理するために、質の高いホームケアを介助者に要求することは、時に介護負担となってしまう。介助者によるホームケアが困難な部分は、専門家によるプロフェッショナルケアで補完していく。

　また、通院に介助者の同伴が必要な場合は、同伴者の予定や公的サービスなどの条件により、頻繁な通院が難しいことがある。プラークコントロールが不十分な状態で、治療間隔が開いたり、治療が長期化することは歯周病の管理には不利な条

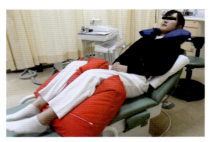
図❸ 姿勢への配慮。不安定になりやすい首元や膝下にクッションやマット、バスタオルなどを応用する。姿勢が安定することで、余計な力が入らなくなり、開口も楽になる

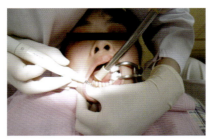
図❹ 開口器を使用しながら超音波スケーラーの操作。口唇緊張が強くミラーでの圧排では術野の確保できない場合、指の腹を広く使って確実に圧排を行う。左手を圧排や開口器の保持に使うため、超音波スケーラー使用時はアシスタントが必要となる

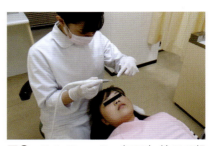
図❺ Tell-Show-Do（TDS）法にて超音波スケーラーを使用する様子。TDS法は最も基本的な行動調整法の一つである。Doは先の見通しがつくように10数えながら行うと効果的である

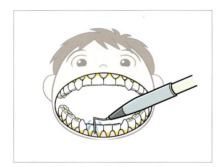
図❻ 超音波スケーラーの絵カード。自閉症スペクトラム症患者は視覚からの情報が入りやすいため、絵カードや順番表の使用も有効である

件となる。

6. 歯科診療に対する身体的制限や適応性

身体障害の程度によっては、姿勢が安定しない、水平位がとれない、開口維持ができないなどの診療上の制限が出てくる。その場合、術者は基本的なポジションがとれず、術野をしっかり確認することや器具を適切な部位に届かせて操作することが困難となる。また、嘔吐反射やムセなどで、頻繁な治療中断が必要になると、一度に行える治療内容は少なくなってしまう。

診療時の対応としては、まず患者が安定する姿勢を整えることが大切である（図3）。また、開口器を使用して開口維持をしたり、アシスタントによるバキューム操作を行うことで、より安全に診療を進めやすくなる（図4）。

知的障害者で歯科診療に対して非協力な場合は、適切な歯周治療を行うことが難しくなる。患者の非協力となっている要因を考察して、個々に合った行動調整法を選択することが必要である（図5、6）。また、協力的で体動などの不適応行動のない患者でも、口唇緊張や舌圧が強いことで、実際の処置が行いにくいこともある。

ホームケアを補完するための適切なプロフェッショナルケアが行えなければ、歯周病の管理は達成できない。これは障害者の歯周病における大きなリスクファクターとなる。

主な疾患の歯周病の特徴

1. 知的能力障害

プラークコントロール不良のため、10〜30歳代で歯周病を発症することが少なくない。そのため、年齢的に侵襲性歯周炎の診断も考えられるが、その他プラーク量や家族性などを総合的にみて診断することが妥当である。

また、ADLがほとんど自立して生活機能の高い障害者の場合、本人のみの不適切なブラッシング習慣が確立してしまっていることがある。この場合、他者の介入がないため口腔清掃状態が不良なままで、歯周病が進行してしまう（図7）。

てんかんを合併している場合は、服薬の種類によって歯肉への影響がある。プラークは歯肉増殖の増悪因子であるため、歯周炎と歯肉増殖症が併発すると、より症状が重症化する（図8）。

2. 自閉症スペクトラム障害

自閉症スペクトラム障害は、社会的コミュニケ

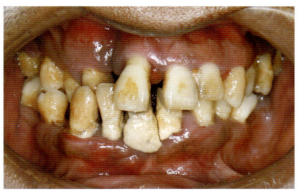

図❼ 40歳、中等度知的能力障害。ブラッシングは患者本人のみで行っており、歯周病は重度に進行している。初診時の検査で半数近くの歯が保存不可能であった

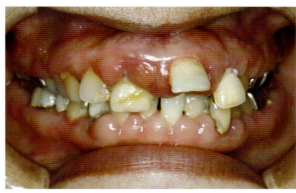

図❽ 51歳、軽度知的能力障害、てんかん。生活は自立していて一人暮らしをしている。フェニトイン（アレビアチン／1日服用量150㎎）による歯肉増殖を伴う中等度慢性歯周炎

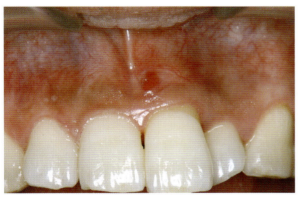

a：|1 にフィステルを認める。この歯のみ深い歯周ポケットを認める

図❾ 34歳、自閉症スペクトラム障害

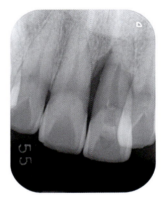

b：|1 には深い垂直性骨吸収を認める。この部分でプラスチックなど、硬い物を噛むこだわりがある

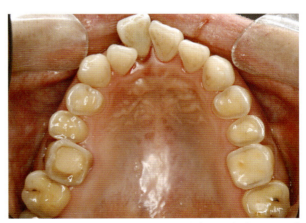

図❿ 38歳、自閉症スペクトラム障害。反芻癖による重度の tooth wear。咬合状態が変化して歯肉退縮や根分岐部病変を認める

ーションや相互関係の障害、常同的で反復的な動作や話し方、同一性へのこだわりや限局的な興味、感覚刺激に対する過敏性あるいは鈍感性などを特徴とする発達障害である。これらの特徴と知的障害の程度によって、歯科診療の困難度は変わってくる。

　自閉症スペクトラム障害特有の歯周病の特徴はないが、感覚異常や特異的行動により、二次的に口腔内に徴候が現れることがある（図9a、b、10）。知的能力障害と同様にてんかんの合併率が高く、抗てんかん薬による歯肉増殖症を発症しやすい。

3．Down 症候群

　Down 症候群は歯周炎を随伴する遺伝疾患の一つであり、早期に歯周疾患に罹患し重症化しやすいとされる。この要因として、知的障害に伴うプ

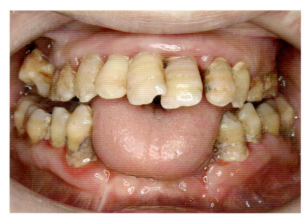

図⓫ 49歳、Down症候群。長期間歯科通院がなかったため、重度に歯周炎が進行している。全顎的に深い歯周ポケットと強い動揺を認める

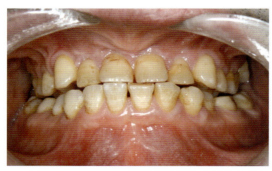

a：中等度慢性歯周炎。下顎側切歯は先天性欠如。全顎的に動揺を認める

b：全顎的に短根歯。骨吸収の進行により早期から動揺が発現し重症化しやすい

図⓬ 30歳、Down症候群

表❶ Down症候群の主な合併症

先天性心疾患（心室中隔欠損症、心房中隔欠損症、ファロー四徴症、動脈管開存症など）
滲出性中耳炎、難聴
消化器奇形
甲状腺機能低下
環軸椎亜脱臼
白血病
目の異常（白内障、視力低下、斜視、眼振など）
てんかん

ラークコントロール不良だけでなく、歯の先天性欠如、歯冠・歯根の形態異常、歯列不正、歯周病原細菌の早期感染、好中球の機能異常、組織の修復力の低下などが挙げられる（図11、図12a、b）。

表1に示すさまざまな合併症を伴うことがあり、とくに先天性心疾患の発生頻度は約40〜50％と非常に高い。先天性心疾患が完全に治癒していない場合は、医科に対診を行ったうえで診療を進める。心疾患の程度や歯科診療の内容によっては、細菌性心内膜炎のリスクを軽減させるため、術前の抗菌薬投与を行う。

4．脳性麻痺

脳性麻痺は「永続的な変化し得る運動および姿勢の異常」と定義され、四肢の過度な筋肉の緊張、こわばり、不随意運動、麻痺などを主症状とする。運動機能障害のある部位や程度によって、セルフケアが可能な場合もあるが、姿勢や口腔清掃器具の工夫は必要である。

診療時はまず緊張が出にくい姿勢を整えることが大切である。開口は顎を中間的な位置で留めることが困難で、なかなか開口しない、または開口すると過開口になりやすいことがある。その際に息止めをしたり、ムセやすい状態になるため、短

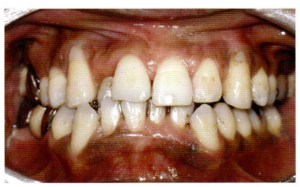
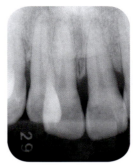
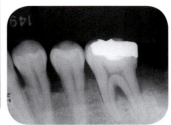

a：中等度慢性歯周炎。歩行時など日常動作時に強くくいしばるため、持続的に咬合負担の状態となる

b：デンタルX線写真。部分的に垂直性骨吸収や根分岐部病変を認める

図⓭　45歳、脳性麻痺

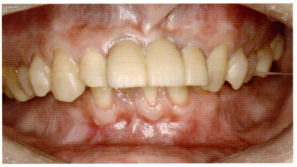
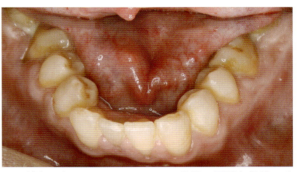

a：筋中立帯の乱れにより、下顎歯列が舌側傾斜してdeep biteの状態となっている

b：舌側のプラークコントロールは非常に困難な状態。咬合負担のある大臼歯部からは排膿を認める

図⓮　25歳、脳性麻痺

時間で処置を行う必要がある。

　日常動作時に過度な力でくいしばることがあり、咬合負担による咬耗や歯の動揺を認める（図13a、b）。また、口腔周囲筋の緊張により筋中立帯の乱れが生じ、下顎歯列弓の狭窄を引き起こすことがある。これらの結果、咬合性外傷が生じ、歯肉退縮や歯周疾患の進行を認める（図14a、b）。

治療の実際

1．ホームケア

　多くの歯周病のリスクファクターがある障害者だが、歯周治療の基本がプラークコントロールの確立であることは健常者と同様である。そのため、まずは患者の運動機能や知的機能の評価を行い、セルフケアの目標を立てて指導を進めていく（図15、16）。

　セルフケアが困難な部位に対しては、介助者によるブラッシングにより補完する。日常の口腔衛生のキーパーソン（保護者、施設スタッフ、学校教諭など）を決定し、それぞれの生活環境に合った負担の少ない介助の方法を提案していく（図17）。

2．プロフェッショナルケア

　障害者の歯周病管理では、ホームケアが不十分になりやすいため、プロフェッショナルケアの比重を高く設定する必要がある。治療は一般的な歯周治療の流れに沿って行うが、プラークコントロールが不良なことや術中、術後の管理が困難なことから、歯周外科治療が適応になるケースは少ない。そのため、できるかぎり患者の負担の少ない歯周基本治療で対応する。

　プラークコントロールが不良な状態でのSRPは、1〜2ヵ月で歯周ポケット内の細菌叢が後戻りする[5]ことから、より短期間で全顎の治療を終了させる必要がある。その際、手用スケーラーだ

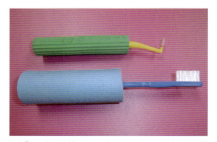
図⓯　運動機能に合わせた口腔清掃器具の工夫。通常の歯ブラシの柄の太さでは握りが不安定な場合、スポンジ材などで柄を太くして使用する

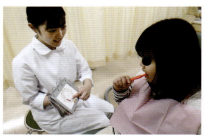
図⓰　順番表を応用したセルフケアの支援。知的能力に合った媒体を使用して患者のブラッシング機能を引き出し、習慣化を目指す

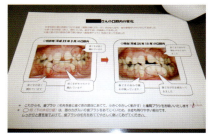
図⓱　媒体を用いた口腔衛生指導。患者と直接かかわる施設スタッフなどに対して、口腔内の状態やブラッシング方法を解説した媒体を使用する

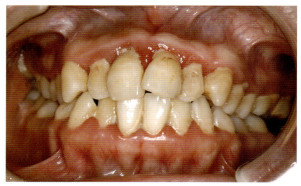
a：患者のみのブラッシングで管理しており、プラークコントロール不良で全顎的に歯肉の炎症が強い。歯周ポケットの平均3.3mm

図⓲　31歳、中等度知的能力障害、てんかん

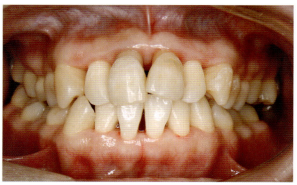
b：超音波スケーラーによる全顎の歯肉縁下デブライドメントを6週間で4回に分けて行った。プラークコントロールが不良でも集中的な治療で改善できる。歯周ポケットの平均2.1mm

けでなく、超音波スケーラーを活用して、より短時間で広範囲に治療を行うことも有効である（**図18a、b**）。

　重度歯周病や対応困難なケースに対しては、全身麻酔や静脈内鎮静法を応用して全顎のSRPを1回で行うFull-mouth disinfection（FMD）も治療の選択肢となる。FMDを行うとプラークコントロール不良な状態でも一度に歯周病原細菌が排除されるため、歯周組織の改善には有利である。

　術後は1〜2ヵ月の短期間でのサポーティブペリオドンタルセラピーを継続することで、長期間病状を安定させることも可能である。また、歯周病の改善は、患者の行動変容に影響を及ぼすことがある[6]（**図19a、b**）。これは、歯周病による口腔内の不快症状が軽快するためと考えられる。患者の行動変容により、ホームケアやプロフェッショナルケアの質が向上すれば、安定した歯周病管理が達成できる。

医療連携

　障害者に対して提供できる歯科医療の質は、患者の障害の程度や口腔内の状況、受け入れ側の設備やマンパワーによって異なる。そのため、患者のニーズに合わせて、一般の歯科診療所、口腔保健センターなどの障害者歯科専門医療機関、歯科病院などの高次医療機関がそれぞれの役割を分担する医療連携システムが必要である。

　また、障害者の歯周病管理では、発症前の予防や早期治療が有効であるため（**図20、21a、b**）、それぞれの地域で低年齢から歯科が介入する保健活動、学校や施設での歯科健診から歯科受診に繋げる取り組みなども必要となる。

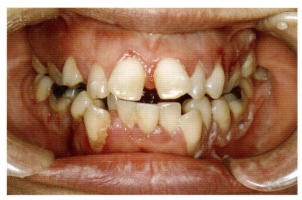

a：長期間歯科通院していたが、歯科診療に非協力なため管理が行えず重度に歯周病が進行してしまった。歯周ポケットの平均5.2㎜

図⓳　44歳、重度知的能力障害、てんかん

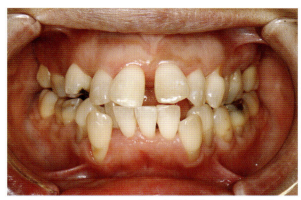

b：全身麻酔下でのFMD後、歯周組織は大幅に改善し、維持されている。歯周ポケットの平均2.4㎜。改善に伴い歯科診療に協力的になり、質の高いプロフェッショナルケアが行えるようになった

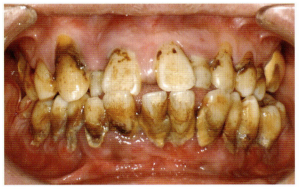

図⓴　43歳、重度知的能力障害、てんかん。これまで一度も歯科受診がなく、口腔内は劣悪な状態である。障害者の歯周病が重症化する前に、誰かが歯科受診に繋げていく道を作ることが必要である

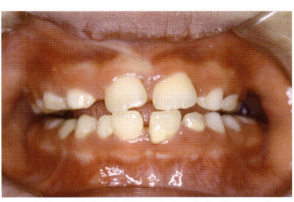

a：9歳時の口腔内。全顎的に歯肉の炎症が強い。ブラッシングに対して拒否が強く、ホームケアもプロフェッショナルケアも困難である

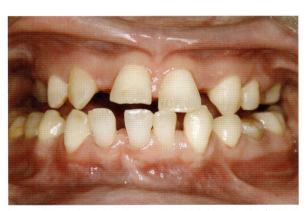

b：29歳時の口腔内。トレーニングを行いながら毎月の管理を22年間継続した。歯科適応も向上して現在も良好な状態を維持している。歯周病のリスクが高いDown症候群は低年齢からの継続管理が有効である

図㉑　Down症候群

【参考文献】
1）久保田知子，植松 宏，梅崎伸子，関根由美子，植松 恵，吉田善章，吉橋裕子：運度機能障害を有する患者の口腔衛生指導に関する研究．障歯誌，8：42-49，1988．
2）植松 恵，植松 宏，梅崎伸子，関根由美子，久保田知子，加藤美恵，吉田善章，吉橋裕子：精神発達遅滞を有する患者の口腔衛生指導に関する研究．障歯誌，9：42-47，1988．
3）原田桂子，有田憲司，西野瑞穂：障害者歯科受診者の常用薬剤調査．障歯誌，21：213-218，2000．
4）森 貴幸，武田則昭，有岡享子，森田幸介，北 ふみ，梶原京子，石田 瞭，江草正彦：障害者歯科受診患者が常用する薬剤に関する実態調査―顎口腔領域に影響する副作用および相互作用の可能性について―．障歯誌，27：566-574，2006．
5）Magunusson I, Lindhe J, Yoneyama T, Liljenberg B：Recolonization of a subgingival microbiota following scaling in deep pockets. J Clin Periodontol, 11：193-207, 1984.
6）吉岡真由美，関野 仁：SRPを行ったことで行動変容の見られた自閉症スペクトラム患者の14年間の治療経験．日歯周誌，52：245-254，2010．

高齢者の歯周治療の難しさと可能性

静岡県・米山歯科クリニック　**米山武義**　*Takeyoshi YONEYAMA*

治す医療から治し支える医療へ

　昨今、診療室に来院する患者の高齢化が急速に進んでいる。2025年問題が叫ばれるなか、医療と介護の分野で大きな変化が起きつつある。国は医療のパラダイムシフトを声高に言い始めた。その中身は「治す医療から治し支える医療」への転換である。これは治すだけでは不十分であり、"支えることと一体のものでなければならない"という考え方が背景にある（**図1**）。

　超高齢社会のなかで、残存歯数が急速に増加している高齢者に対する歯周治療の取り組みにも、この考え方が反映されようとしている。

　本項では、通院可能な患者が、内科で出された降圧剤が原因で歯周組織に強い炎症を発現した症例を提示する。多剤を服用している高齢患者が増加していることから、今後診療室内外で遭遇することが多くなると予想される。

高齢者の歯周治療の特徴

　高齢者の歯周治療は、成人期の歯周治療と比べて特別異なるわけではない。プラークコントロールがすべての基本であり、歯周基本治療が極めて重要である（**図2**）[1]。

　たとえ高齢者でも、素晴らしい歯周組織を維持し、歯周疾患の再発を見事に予防している方を数多く診ている。その一方で、高齢に伴う疾病の進行による影響や服用薬剤が歯周治療を困難にしているケース、さらには疾病後の障がいの程度によって、プラークコントロールが十分にできないケースが増加する傾向にある。加えて口腔衛生管理に対する関心（リテラシー）の低下は、歯周疾患の治療をさらに難しいものにする。

　これらを考え合わせれば、高齢者の歯周治療の

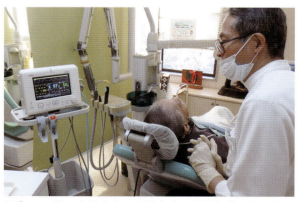

図❶　90歳の女性患者。上顎犬歯の歯周組織の強い炎症と疼痛を主訴に来院。バイタルサインのチェックが必須であった。安全確保のためにデンタルチェアに座る際の補助や院内移動時の支えが必要であった

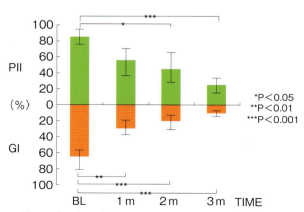

The reduction of plaque score and gingivitis in the oral health care group

図❷　特別養護老人ホームにて、3ヵ月にわたって口腔衛生管理を行ったところ、有意に歯垢の付着状態と歯肉炎の減少が認められた

難易度やリスク管理は、高齢者の抱える特徴を整理することによって、その対策がみえてくる。

それともう一つ高齢者の問題として、患者が通院できるかという点が挙げられる。今後、歯周治療とその後の管理を考えるうえで、シームレス診療（診療室から診療室外へのスムーズな診療）に重きがおかれる。

高齢者の歯周治療のポイントは？

高齢者の歯周治療における問題点は、誰がプラークコントロールを行うか、プラークコントロールの質を確保できるかの2点である。また、歯科医師、歯科衛生士の専門的な治療が及ぶ環境かどうかも重要である。私見であるが、診療室に定期的に通院できれば、治療の難易度に差があるものの、ある程度の治療効果は期待できるし、ゴールを設定することができる。

一方、高齢者の歯周治療においては、歯周外科治療が選択肢になることは極めて少ない。とくに有病者においては、全身のリスク管理の観点から外科治療を避ける方向にある。大切なのは歯周基本治療であり、歯周治療に際しての菌血症の予防である。

Morozumiら[2]はSRPからわずか6分後に、血中における歯周病原細菌の存在をあきらかにしている。この報告から高齢者の歯周治療においては、なるべく非侵襲的に対応すべきであり、歯周治療後は全身の健康管理に関する対策が必要となる。

症例検討：降圧剤による副作用で、歯周組織に強い炎症が生じたケース

1．患者に関する情報

年齢・性別：65歳・男性
初診：2012年3月2日
前職業：地方公務員でちょうど退職したところであった。
主訴：
①臼歯部が浮いてしまって、咬合痛のため、まったく食事ができない。
②歯肉が腫れ上がってしまって、恥ずかしくて人前に出られない。

既往歴：60歳のときに脳梗塞を発症している。
現病歴：数ヵ月前に降圧剤をアムロジンに変更してから、歯肉の腫れが著しくなった。
服用薬：プラビックス、ラジレス錠、プレミネント配合錠、メインテート錠、アムロジン錠、バイアスピリン錠、プレタール錠、ガスター錠、ムコスタ錠、シュアポスト錠

症例解説：
①「さあ、これから老後を楽しもう」というときに、口腔内とくに歯肉に大きなトラブルが発生。
②病院歯科に行ったら、「治らないから他に行って診てもらいなさい」と言われ、藁をも摑む思いで来院した。
③本人曰く、「歯ぐきが腫れたのは降圧剤を変えたころから。医者に行ったら、そんなことは考えられない」と言われた。
④将来に対する不安から、落ち込んでしまった。家族から生きる意欲が失せてしまうのではないかと心配されている。

2．口腔内所見

歯肉が全顎的に腫脹し、歯垢が歯頸部に特徴的に堆積していた。さらに腐敗したような口臭を伴っていた。唾液は少なく、口腔乾燥状態を呈していた。根面う蝕が散見されるが、疼痛の自覚症状はない（図3〜5）。

3．歯周組織の評価

全顎的に中等度から重度の歯周ポケットを有し、高いGBI（%）を有していた。また、歯の動揺は、大臼歯部、とくに 6 7 において動揺度2度を呈していた。X線所見より、小臼歯部、大臼歯部において骨吸収が著しい（図6）。

4．歯周治療

まず、歯周基本治療に専念することを患者に説明し、同意していただいた。

①口腔衛生指導

相当につらい思いをされていたようで、「治るのであれば、何でもします」と言われた。歯科衛生

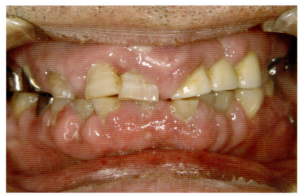

図❸ 初診時の口腔内正面観。歯肉の増殖と腫脹が著しい。自然排膿も認められる（2012年3月2日）

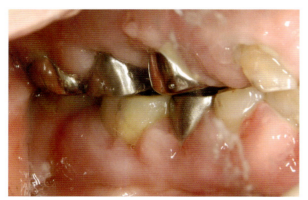

図❹ 右側方面観。全体的に排膿が認められる

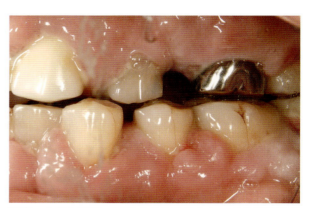

図❺ 左側方面観。同じく多数歯にわたって自然排膿が認められる

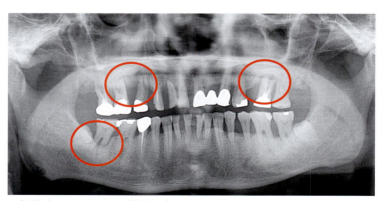

■初診時のパノラマX線写真（2012年3月2日）

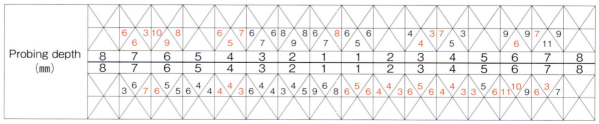

Bleeding Index（BOP）48.7%

図❻ 初診時のパノラマX線写真および歯周精密検査チャート。全顎的に中程度から重度の骨吸収がみられる。とくに大臼歯部においては根分岐部病変と根尖部付近まで骨吸収が進行している（赤丸）。BOPは48.7%であった

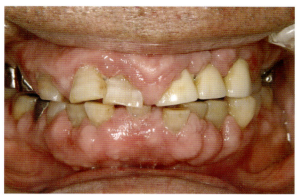

図❼　歯肉縁上スケーリング後。歯肉の退縮や炎症の改善が若干認められる（2012年3月30日）

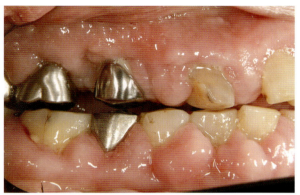

図❽　右側方面観。歯肉の改善が認められるが、排膿も認められる

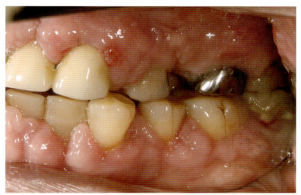

図❾　左側方面観。依然として歯肉の腫脹がみられるが、若干の歯肉の改善をみた

Bleeding Index（BOP）30.6%

● 患者：「前は少し歯ブラシを当てただけでも出血して、健康が崩れていく予感がした。でも最近は、出血が減って、健康になっていく感じがする」

図❿　スケーリング後の再評価検査（2012年4月11日）。依然として深い歯周ポケットが認められる

士の指示に素直に従っていただき、急速にプラークスコアが減少した。

しかし、セルフケアの巧緻性については、終始問題が改善されず、ホームケアの難しさが課題として残った。

②歯肉縁上のスケーリング

歯石が強固に付着し、除去にかなりの労力を要した。歯肉縁上のスケーリングだけでは限界があり、歯肉からは依然として排膿が認められる（図7～9）。

③再評価

深い歯周ポケットは残存しているものの、比較的短時間のうちに歯周ポケット値とGBIの改善をみた。患者も歯肉からの出血が減少したことを自覚している（図10）。

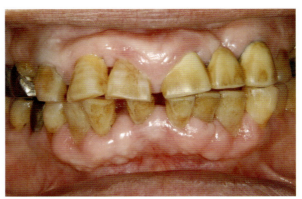

図⓫　SRP後の正面観。歯肉の腫脹の改善がかなりみられ、発赤も減少（2012年11月1日）

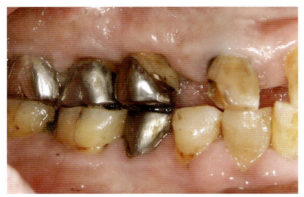

図⓬　右側方面観。プラークは付着しているが、歯肉の腫脹はあきらかに改善している

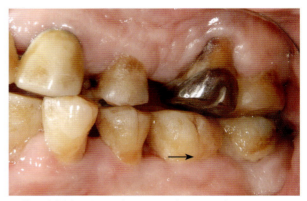

図⓭　左側方面観。プラークは十分取り除かれていない（→部）が、歯肉の改善が確認できた。毎回プラークの除去についてアドバイスを行うが、自己管理に難しさを感じる

Probing depth (mm)																
		3 2 4 3 2	2 3 3	2 3 2		2 2 3 4 2	3 4	1 3 3	3 2 2	2 2 3	2 4 5 3	4 2 2		2 1 3 3	4 2 4 2	3 2 3 3 3	3 2 2 3
	8	7	6	5	4	3	2	1	1	2	3	4	5	6	7	8
	8	7	6	5	4	3	2	1	1	2	3	4	5	6	7	8
		4 2 3 3 3	3 2 2 3 2	2 2 2 1	2 3 2 1	3 2 2	3 2 3 3	2 3 3 2	3 3 3	3 3 3 2	3 3 3 2	2 2 3 3 1	2 2 3 3 1	2 3 3 4 3 2	2 3 3 3 2	3 4 5 3 3

Bleeding Index (BOP) 1.3%

● 主観的変化
「りんごが噛めるようになった」、「体重が増えてきたので、気をつけなければ」、「前歯もきれいにやりかえたいな」
● 客観的変化
HbA1cが改善。社交的になった。

図⓮　SRP後の歯周精密検査の結果（2012年10月11日）。あきらかに歯周ポケットの改善をみる。BOPも1.3％に著しく減少している

④歯肉縁下のSRP

1歯1歯、丁寧にSRPを行った結果、歯周組織の治癒は、若年者と同様に好結果をもたらした（図11〜13）。

⑤再再評価

歯肉からの出血はわずか1.3％に減少し、歯周ポケット値もほとんどが3㎜以内に改善した（図14）。

5. 歯周治療成功の理由に何が考えられるか？

①患者の本気度
　決して素晴らしい口腔衛生管理ではないが、われわれの指示に素直に従い、よりよい口腔衛生状態を得るために努力を惜しまなかった。

②セルフケアの継続
　基礎疾患を有していたが、セルフケアを低下するような障がいはなく、自分の意思でセルフケアにメリハリをつけて継続できた。

③全身疾患への対応
　高血圧症や糖尿病についても、前向きに内科を受診した。

④目標設定
　歯周病を克服した後、妻とおいしく食事をしたいという前向きな目標をもっていた。

⑤抗菌薬の活用
　歯周基本治療に加え、アジスロマイシンを服用したことにより、歯周病原細菌の減少に効果を発した可能性がある。

⑥定期的なメインテナンス
　リコールプログラムを確実に守った。

驚くほど健康な歯周組織を有する高齢者が増えている

　高齢者の歯周治療というと、まず多量の歯垢や歯石に覆われた口腔内を思い浮かべる人も多いだろう。しかし、現実には驚くほどよく口腔衛生が管理された高齢者に出会うことがある。そして、歯周組織検査を行うと、ほとんどが3mm以下の歯周ポケット値で、プロービング時の出血は認められない。

　その意味で、歯周病の治療と予後管理について、年齢による違いはほとんどないといえる。歯周組織の状態については、これまでの歯科受診とセルフケアに対する考え方、そしてプロフェッショナルケアをいかに継続して受けてきたかにかかっているといっても過言ではない。

　目指すは、8020、9020（90歳で20本以上の歯を有することを目指すキャンペーン）であり、老年期に至る前の歯周管理が、その後の口腔内の状態を大きく左右することを示唆している。

問題は通院できなくなったとき

　筆者は、高齢者だからといって歯周治療の効果が発現しにくいという印象は、以前よりもっていない。むしろ、年齢よりも薬剤の服用や補綴物の状態、喫煙の有無などの修飾因子が問題である。

　また、効果発現の環境因子として、口腔衛生管理に関心をもつ家族や介護者の有無が挙げられる。さらに、口腔衛生の自己管理に対する患者自身の意識や意欲の問題が重要である。

　そして、高齢者の歯周治療における決定的に重要な問題は、通院できるかどうかである。超高齢社会では、専門的に歯周病の管理ができるかが問われている。言うなれば、通院できなくなった場合のシームレスな対応が、高齢者の歯周治療の鍵ではないだろうか。今後われわれが、超高齢社会に対応できる診療室を築いていけるかどうかが問われている。

【参考文献】
1) 米山武義, 他：特別養護老人ホーム入所者における歯肉炎の改善に関する研究. 日老医誌. 34（2）：120-124, 1997.
2) Morozumi T, et al.：Effects of Irrigation with an antiseptic and oral administration of Azithromycin on bacteremia caused by scaling and root planing. J Periodontol, 81（11）：1555-1563, 2010.

口腔清掃指導時の動機づけ面接
やる気のない患者へのアプローチ

愛知学院大学短期大学部　歯科衛生学科　**稲垣幸司** *Koji INAGAKI*

動機づけ面接とは?

　動機づけ面接法（Motivational Interviewing、以下 MI）は、William R Miller と Stephen Rollnick により考案された面接スタイルで、患者の意思決定や自律性を尊重する来談者中心的要素と行動変容に向け一定の方向づけをする目標指向的要素を併せもつ面接法である[1～6]。

　すでに、依存症治療や各種行動変容の臨床において効果が実証され、メタアナリシスでは医師がMIを実施することによって、短い助言に比べて半年後の禁煙率が3.49（95％信頼区間 1.53～7.94）倍になると報告されている[7]。

　MIは、米国精神医学会物質使用障害治療ガイドラインにおけるニコチン依存への心理学的治療に推奨されているほか[8]、2008年に改定された米国医療研究品質局（AHRQ）禁煙治療ガイドラインにおける「禁煙を希望しない喫煙者への介入戦略」に挙げられている[9]。

　米国ではこのようにMIが禁煙指導・禁煙治療の標準的な治療戦略に位置づけられ、北欧では歯周基本治療の口腔清掃指導の動議づけ[10]として推奨、導入され、システマティックレビュー[11]においても評価されている。日本では、一部の書籍や雑誌で、禁煙指導・禁煙治療へのMIの適用が紹介され[12～14]、徐々に適用されはじめている[15]。毎年、MIを正しく普及させるためのトレーナーを養成するセミナーが開催され、MIトレーナーが誕生している[6]。

　一方的な権威的面接とMI的面接後のそれぞれの行動変容の重要度、自信度の変化を比較したわれわれの報告で、行動変容の重要度と自信度は、権威的面接によって有意に低下し、MI的面接によって有意に上昇したことを確認している[16]。

　歯科臨床に適用すると、MIは患者の意思や自律性を尊重し、患者自らが禁煙したり、積極的に口腔清掃する気持ちを起こさせる面接法で、歯科医院に禁煙を希望してくるわけではない患者や口腔清掃にやる気のない、いままでなら難しかったはずの患者に最適である。

日常臨床を振り返ると ─権威的面接に要注意！─

　あなたは、患者に対して、「歯周病になったのは、毎日の口腔清掃がおろそかになっていたからだ。きちんと毎日の口腔清掃をやるのが、正しい治療方針であり、やるべきだ！」「いまの口腔清掃習慣を続けるのはよくない。改善すべきだ！」「歯間部清掃用具をきちんと用いるべきだ！」といった権威的面接をしていたことはないだろうか。

●事例

歯科医師　「毎日、歯間ブラシをきちんと使っていますか？」

患者　「はい。でも、なかなか毎日は……（できません）」

歯科医師　「前回、毎日歯間ブラシをやるように指示したはずですけど！（あれほど、強く強調したんだけど！）　あなたがきちんと歯間ブラシを使わないと、歯周病はよくならないし、困るのはあなたですよ！」

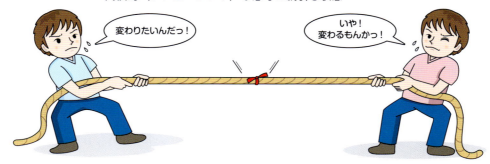

図❶　動機づけ面接の基本的考え方

患者「はい。もちろん、わかってはいますが、なかなか……（毎日はできません）」
歯科医師「本当にやらないと歯周病の治療も進まないんですけど！」
患者「はい。でも、なかなか時間がなくて……」

●

　この事例は、典型的な権威的面接である。考え方は間違っていないが、すべてがうまくいくわけではない。
　また、以下のような説明をしたことはないだろうか。
　「○○さんの歯肉の腫れは、歯周病が進んで重症となった結果です！　その主な原因は、歯と歯の間のプラーク（細菌）の取り残しです！」
　「歯と歯の間は、歯ブラシだけでは無理なので、このまま歯間ブラシやデンタルフロスを使わないと、歯周病がどんどん悪化して、歯がなくなってしまうかもしれません！」
　「歯間ブラシを使うと、歯と歯の間のプラーク（細菌）が除去できます。最初は使用に伴う歯肉の出血が目立つ場合がありますが、使用を継続すれば歯肉の出血がなくなっていきます。体調もよくなりますよ。歯間ブラシは絶対に使ってください」
　確かに、間違ったことは言っていない。
　しかし、これらに対する以下のような患者の返答に聞き覚えはないだろうか。
　「……はい、はい……」
　「まあそのうち考えますよ……」
　「説明はよくわかりましたけど……」
　明確なアドバイスなのだが、時として、主訴の改善だけを求め、口腔清掃習慣を変えようと思っていない患者では、抵抗が生じ、「空返事」「言い訳」が返ってくる（もちろん、うまくいくこともあるが）。
　話しているそばから、引いている、白けている、気がないことが伝わってくる。権威的面接では、そんな患者に早期の変化は期待できない。
　その際に、あなたは自分自身の正しい認識を保ちつつ、口腔清掃習慣を正そうとしない患者の方向性を探るために、患者の口腔清掃習慣に関する話をよく聴き、本人の口腔清掃習慣に対する価値観ややりたい方向を確認し、変化のために具体的に何が必要かを患者と一緒に考えていくことが必要になる。そして、その面接法がMIそのものである。したがって、MIは口腔清掃の動機づけがうまくいかない患者に適用される。

1．MIの基本的な考え方

　患者の心理状態として、「変わりたい（歯肉の痛みをなくしたい）。でも、変わりたくない！（そのために口腔清掃をいま以上やりたくない）」という両価的（どちらにも傾いている）な「思考の綱引き」という状況にある（図1）。
　その際、あなたが「変わること（口腔清掃をきちんとやること）」を強制しようとすれば、患者は

表❶　抵抗の原則

否認（無意識に害を認めない）	害の過小評価→「自分の病気は歯間ブラシをきちんと使っていないからではない」「歯間ブラシだけで治るわけがない」
合理化（無意識にもっともらしい理由を作り出す）	効用の錯覚（誤解）→「歯間ブラシをしないのは○○というメリットがあるからだ」
非理性的な信念（自滅的な決めつけ）	障害の過大評価→「歯間ブラシは辛くて面倒でとても続けられるものではない」「歯間ブラシをしたら歯肉が下がってしまうから耐えられない」「自分の信念は曲げることはできない」
その他	社会的暗示、治療者や歯間部清掃用具使用志向への抵抗、自己否定感など「歯周病に効く効能をもつ歯磨き粉をつけて歯ブラシをきちんとすれば、歯周病が治らないわけがない」「歯科医師の歯間ブラシを使えといういきすぎた態度が気に入らない！」「歯周病が治ってもたいした価値はない」

表❷　MIの基本戦略、共感的応答（OARS）（参考文献[1〜6, 12, 13]から引用改変）

開かれた質問（Open Question）	行動変容についての考え（たとえば、歯間ブラシを使わないことに対するよい面と悪い面）を自由な言葉で聴く
是認、肯定（Affirming）	相づちや受容的応答によって相手の発話を増やす 行動変容に向かうよいところを探して（選択的に）強化する（ほめる）
聞き返し（Reflecting）	相手の言葉をそのまま、もしくは、理解した内容で返す
要約（Summarizing）	それまでに出てきた話の内容（よい面と悪い面）を箇条書きのように並べ、相手に返す

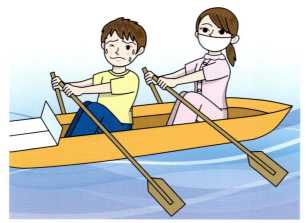

図❷　共感的応答（OARS）。ちょうど患者と歯科医師や歯科衛生士との共同作業でゴールを目指して乗り物を進めるイメージとなる

抵抗して、「変わらなくても（いままでどおりの口腔清掃で）よい理由」や「変われない（いま以上に口腔清掃に時間をかけたくない）理由」を並べ立て、変化から遠ざかろうとする。

一般的に、**表1**のような抵抗の原則に基づいている[1〜4, 10, 11]。

2．MIの基本戦略、共感的応答（OARS）

患者の「変わりたい（歯間ブラシをできるようしたい）、でも変わりたくない！（歯間ブラシはやりたくない）」という気持ちに共感しつつ、その両価性の矛盾を気づかせ、拡大するように要約した質問を投げかけていく。

共感的応答の具体的方法は、「OARS」という言葉で要約され、**表2**の4つの応答を適宜使い、少しずつ変化への動機を前進させる（**図2**）[1〜6, 12, 13]。

OARSのポイント解説

1．開かれた質問（Open Question）

「開かれた質問」とは、「はい」「いいえ」で回答できない質問を指し、患者の口腔清掃に対する思考や感情を表現してもらうことで、動機づけへのきっかけを作ることになる。

2．是認、肯定（Affirming）

受容的な言動で患者の発話する行動を増やしていく。たとえば、「今日はよくおいでになりましたね」「長い間がんばってこられたのですね」などの

表❸ 共感的応答（OARS）の具体例

患者	「歯間ブラシをやめようかどうしようか迷っています」
歯科医師	「それはどんな理由で？」【開かれた質問】（あせらずに、どうしてそのように思うようになったかを開かれた質問で確認する）
患者	「最近、歯肉の腫れがなかなか治らないし、糖尿病の状態までよくないんです。苦労して歯間ブラシを使っても変わらないしね」
歯科医師	「最近、歯肉の腫れが止まらないのが心配だし、糖尿病の調子までよくないんですね……」【聞き返し】
患者	「まあ糖尿病のほうは歯周病のせいではないし、ここで相談しても仕方がないんですけどね」
歯科医師	「何が原因かわからなくて不安というのもあるんですかね」【聞き返し】
患者	「そうですね。妻も心配しているし、子どもも小学校で歯周病の授業があったようでうるさいんです」
歯科医師	「奥さんもお子さんもうるさいんですね……」【聞き返し】
患者	「いやまあ、歯肉の腫れはかなり影響していると思いますよ。歯間ブラシは、できればやったほうがいいんでしょうけどね」
歯科医師	「歯肉の腫れに影響しているとすると、どうしてやったほうがよいと思われるんですか？」【開かれた質問】
患者	「糖尿病に影響が出ているという証明ですからね。いずれ糖尿病が悪化して合併症とかもっと大きな病気になるかもしれません」
歯科医師	「大きな病気というと、たとえばがんとか……」【聞き返し】
患者	「まあ、あと親父が糖尿病で腎臓が悪くなり（糖尿病腎症）、亡くなりましたからね」
歯科医師	「がんとか腎臓が悪くなるのはちょっと具合が悪いんですね」【聞き返し】
患者	「そりゃそうでしょ。まだ働かなくちゃいけないですからね」
歯科医師	「困りましたね……。どうしましょう？」【是認、開かれた質問】
患者	「いやあ、ちょっと歯間ブラシがんばってみます」

表❹ 文末の違いによる印象の違い（参考文献 1〜6, 12, 13 から引用改変）

「歯肉の腫れがあると仕事に差し支える？」（文末上がる）
「歯肉の腫れがあると仕事に差し支える！」（文末下げる）
「心の底から歯周病がよくなることを望んでいる？」（文末上がる）
「心の底から歯周病がよくなることを望んでいる！」（文末下げる）

（ついつい、文末を上げたくなるが、文末を下げてみるだけで、相手の反応が異なることを試す。文末を上げると、内容により閉じた質問となり、「はい」「いいえ」で会話が中断してしまうことがある！）

言葉になる。

3．聞き返し（Reflecting）

「聞き返し」では、本来の意味を推測して、相手の言葉をそのまま肯定文（または否定文）のかたちで返す。完全に相手の言葉をオウム返ししてもよいが、言葉の背景にある感情や価値観が明確化できる表現に意訳して、聞き返していくことがより望ましい（表3）。

どの程度の「意訳」が適切かは、患者の反応を見ながら調節する。単純なオウム返しと「意訳」の違いは、表3の例によって理解できる。すなわち、表3のオウム返しの例では、患者が理由を取り下げてしまっている。表3の冒頭部分において、「糖尿病の調子までもよくないんですね？」という質問でなく、「糖尿病の調子もよくないんですね！」というような肯定文（または否定文）で「聞き返し」を行っているが、質問文を避けることが抵抗を呼び覚ます可能性を減じている。

質問文は受け手に確認作業を要求し、聞かれたことが事実かどうかの自問を促すことになる。この反応は、自分の発した言葉の意味を味わってもらうという「聞き返し」の目的からは微妙に異なる。たとえば、表4の2種類（文末の音を上げるかどうか）の「聞き返し」の違いを比べるとわか

りやすい。文末を上げないで、下げることが大切である。

4．要約（Summarizing）

「要約」は、両価性の状態を明確にするために用いられる。典型的には行動変容が必要な理由とそれを妨げる理由（順序は逆でもよい）を並列に並べ、2つの側面が同時に存在することを強調する。

その際、接続詞として「しかし」「でも」などを使わず、「そして」「一方で」「同時に」などを使うことが重要である。「しかし」「でも」は、前に話した言葉を曖昧にして、両価性の矛盾も曖昧にする場合と患者が矛盾を指摘されて責められているように感じる場合がある。どちらにしても、本来の「要約」の目的は果たせなくなる。

「そして」「一方で」「同時に」などを使うとしても、歯科医師や歯科衛生士が両価性の矛盾を指摘する言動になることは避ける。矛盾を指摘されたと感じた患者は、釈明または矛盾の理由づけを始め、矛盾を実感することから遠ざかっていく。歯科医師や歯科衛生士は、矛盾に気づかぬポーカーフェイスをもって、患者が自己像を映す鏡になる必要がある。

この作業はちょうど、歯科医師や歯科衛生士が、患者から1本ずつもらった花を束ねて、花束にして返すことにたとえられる（**図3**）[1~6, 12, 13]。

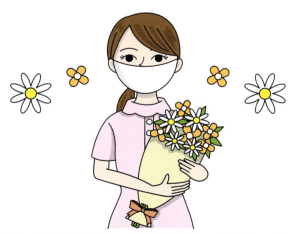

図❸　要約は患者もらった花を花束にして返すイメージ

自己動機づけ発言（チェンジトーク）―識別・強化・引き出す質問―

人が行動や考え方を変えるとき、ある言葉がきっかけになることがある。自分が変わりたいとか、こうしたいという発言が出てくると、実際に変わってくることがある。すなわち、言葉が行動を変える。MIは、本人から自分が変わるような発言を引き出していくような面接である。このような発言を「自己動機づけ発言」（チェンジトーク）といい、このような発言を引き出していくことがMIの目標になる。

人が変わるためには、変わりたい人がどう変わりたいかを明確に自分の言葉にし、どう変われば問題が解決するかを具体的に考えて、実際に考え方ややり方を変えることが必要である。MIでは、**表6**のような言葉を引き出しながら、実際に行動し、変化への努力を継続することを支援していく。そのためには、患者の変わる必要や具体的な行動を自分ができ、変わることができるという見通し（自己効力感）を引き出すことが重要なポイントになる[1~6, 12, 13]。

MIにおいて、チェンジトークは面接の過程が間違っていないことを示す「青信号」（このまま進んでよい）を意味する。チェンジトークを引き出したら、それを拡大する段階に入る。チェンジトークに対して、振り返り、開かれた質問で詳しい説明を求める、肯定、要約などの対応を行うことによって、動機の強化を伴うさらなるチェンジトークを引き出すよう努める。

チェンジトークに対してだけ、振り返りや要約を行っていると、両価的な思考が再度現れて、行動変容に否定的な発言を始めることがあるが、そうなったらまたしばらく「OARS」で行ったような両面性を並列にした要約で返していく[1~6, 12, 13]。

MIのトレーニングの重要性

MIは、実践の現場で使う技術である。したが

表❻ 禁煙に関するチェンジトーク（参考文献[1~6, 12, 13]から引用改変）

変化の必要性を表現する言葉	「最近子どもが生まれて、やはりタバコはよくないかなと」 「お金もかかりますしね」
懸念の感情を表現する言葉	「父は心筋梗塞で死んだんですよ」 「確かに、何でこんなもの吸い始めちゃったんだろうって思うことがあります」
変化の願望を表現する言葉	「できることならやめたいと思います」 「吸っていない人を見てうらやましいと思うことがあります」
変化の自信や具体的方法を表現する言葉	「10年前には半年間吸わなかったんです」 「同僚はニコチンパッチを使ってやめました」

って、反復して確認し、実際に使えるように練習していくことが大切である。実際にやってみると、患者から得られた反応から、「こう言えばよいのか」といった手応えが掴める。

患者が間違った方向に行ったときに、無理やり歯科医師や歯科衛生士がもっていきたい方向にもっていくのではなく、患者に寄り添いつつ、本人が本当に行きたい方向を探りながら、軌道修正する援助をしていくのがMIである。

技術的なことだけが、MIではない。MIの技法を思い起こしながら、失敗をおそれず、さっそく目の前の患者から実践してほしい。

また、本項の内容は、MIの必要最低限の要素である。これを機会に、MIに関する書籍やワークショップなどに参加し、より深く学んでいくことが必要である。

【参考文献】

1) Miller WR, Rollnick S：Motivational interviewing. Helping people change 3 rd ed. Guiford Press, New York, 2013.
2) ウィリアム・R・ミラー，ステファン・ロルニック，松島義博，後藤恵訳：動機づけ面接法 基礎・実践編，第1版．星和書店，東京，2007.
3) Miller WR, Rollnick S：Ten things that motivational interviewing is not. Behav Cogn Psychother, 37(2)：129-140, 2009.
4) 北田雅子，磯村毅：医療スタッフのための動機づけ面接法，第1版．医歯薬出版，東京，2016.
5) 加濃正人：禁煙の動機づけ面接法，第1版．中和印刷，東京，2015.
6) 原井宏明：動機づけ面接について．http://harai.main.jp/koudou/koudou3.html, Accessed for Nov 5, 2016.
7) Lai DT, Cahill K, Qin Y, Tang JL：Motivational interviewing for smoking cessation. Cochrane Database Syst Rev, CD006936, 2010.
8) American Psychiatric Association：Practice guideline for the treatment of patients with substance use disorders, 2nd Edition. In：Practice Guidelines for the Treatment of Psychiatric Disorders：Compendium 2006. APA, Arlington, 2006：291-563.
9) Agency for Healthcare Research and Quality (AHRQ)：Treating tobacco use and dependence, 2008 Update. In：AHCPR Supported Clinical Practice Guidelines, Rockville, 2008；Chapter 18. http：//www.ncbi.nlm.nih.gov/bookshelf/br.fcgi？book＝hsahcpr, Accessed for Nov 5, 2016.
10) Ramseier CA, Suvan JE, Catley D：Motivational Interviewing. In Clinical Periodontology and Implant Dentistry, eds. Lindhe J, Lang NP, Karring T., 6th ed. Munksgaard, Copenhagen, 2015：663-676.
11) Gao X, Man Lo EC, Ching Ching Kot S, Wai Chan KC：Motivational interviewing in improving oral health：A systematic review of randomized controlled trials. J Periodontol, 85(3)：426-437, 2014.
12) 稲垣幸司：歯科衛生士のためのQuint Study Club プロフェッショナルケア編③ 歯科から発信！あなたにもできる禁煙支援，第1版．クインテッセンス出版，東京，2012.
13) 稲垣幸司：動議付け面接，尾崎哲則，埴岡隆（編著），歯科衛生士のための禁煙支援ガイドブック，第1版．医歯薬出版，東京，2013：39-45.
14) 俣木志朗，新田浩，足達淑子：患者さんのやる気を引き出す！モチベーショナル・インタビューイング．デンタルハイジーン，36（5）：478-481, 482-487, 488-495, 2016.
15) Naganawa T, Naganawa E, Abhishek K, Sato H, Iida T, Morita S, Suzuki A, Okamoto T, Ando T：Effect of motivational interviewing on medication non-adherence for patients with chronic intraoral pain. J Oral Maxillofac Surg Med Pathol, 28(2)：165-169, 2016.
16) 加濃正人，磯村毅，稲垣幸司，栗岡成人，黒澤一，瀬在泉，吉村千春，吉見逸郎，原井宏明：禁煙指導者研修における動機づけ面接法の「2つのやり方エクササイズ」の有用性について．禁煙会誌，5（3）：79-89, 2010.

高齢の歯周病患者への
アプローチ

フリーランス歯科衛生士　**沢口由美子** *Yumiko SAWAGUCHI*

年輩の患者さんは、話を聞かない？

　歯周病の治療・予防には、適正な歯磨き指導と患者さん自身によるセルフケアが欠かせない。しかし、歯周病リスクの高い中高年になるほど、歯磨き指導がうまくいかなくなることがある。指導が困難になる一番の原因は、ひとことで言えば、「年輩の患者さんは、話を聞かない」ことにあるといえるかもしれない。とくに、若いスタッフであるほど、年輩の患者さんに話を聞いてもらうのは難しくなることが多い。

　年輩の患者さんは、世代的に権威主義的なところもあり、歯科医師の話には耳を傾けても、歯科衛生士は軽くみて話を聞いてくれない、ということも少なくない。また、歯科医師であっても「若い」というだけで、「経験が浅いのではないか」「技術が未熟なのではないか」という先入観を抱かれ、信頼を得られないこともある。そこで、少しでも上から目線で教えられるような雰囲気を感じようものなら、患者さんは「社会経験もろくにないくせに生意気な」と、すぐに心を閉じてしまう。

　スタッフも、何度かうまくいかないことを経験すると、最初から年輩の患者さんに苦手意識を抱いてしまい、ますますコミュニケーションが阻害されることもある。うまくいかない原因が、「若い」せいだと思えば、自分を責めずに済むのではないだろうか。年輩の患者さんに接するときは、「話を聞いてもらえないのが当たり前」くらいの心がまえで臨めば、案外肩の力が抜けて、突破口がみえてくるかもしれない。

年輩の患者さんは、新しいことが苦手？

　もうひとつ、年輩の患者さんの特徴を挙げると、「変化が苦手」だといえる。年輩の方は、長年の経験の積み重ねのなかで、その人なりのスタイルを築き上げているため、それを変えるというのは、どこかそれまでの自分を否定されるような気がしてしまうのかもしれない。

　新しい情報を受け取って、それを柔軟に取り入れるよりも、「いままで自分のやり方でやってこられたのだから、自分には必要ない」と拒否してしまうことも多い。また、若いころとは違って、新しいことを覚えるのにも時間がかかるようになっている。それを認めたくない気持ちもあり、「うまくできないと恥ずかしい」「失敗したり挫折したりするのが怖いから、新しいことに挑戦したくない」と躊躇する気持ちも生まれる。

　たかが歯ブラシ1本、ブラッシング法ひとつであっても、年輩の患者さんにいままでのやり方を変えてもらうのは、なかなか一筋縄ではいかないものである。

年輩の患者さんの行動変容のコツ

　大人に対して指導をしたり、これまでの行動を変えてもらったりするのは、子どもに教えるのとは、方法論が違ってくる。大人の思考・行動特性を理解しておくことが有効である。特性を理解したアプローチができれば、患者さんは自ら積極的に学び、行動を変えてくれる。

1．大人は実利的である

大人は、自分にとって利益になることは自ら学習しようとする。習得したほうが相手にとって利益になると、はっきりと示すべきである。

2．大人は自分に関連があることに興味をもつ

大人は、自分に関係ないことには興味を抱かない。習得する内容が、自分の生活にどのように関連しているか、どれくらい役に立つかという関連性を示すことが、学習しようという意欲をもってもらうことに繋がる。

3．大人は過去の経験に頼る

大人は、自分がそれまで学んできた経験を重視する。豊富な人生経験を尊重し、経験上納得できるようなアプローチを提示することで、スムーズに学習できる。

4．大人は動機を必要とする

大人は、なぜそれが自分にとって必要なのかという動機に納得できないと、行動したいという思いが生まれない。モチベーションを上げられるような情報提供が重要である。

5．大人は自律的である

大人は、子どもと違い、自分の行動を律し、必要な行動をとる能力がある。押しつけたり強制したりすることは必要ないばかりか、かえってマイナスになることもある。

6．大人は目的指向性が高い

大人は、具体的な目的が示されれば、自らその目的を達成しようという思いをもって行動できる。その人が達成したいと思える目的をはっきりさせることが有効である。

年輩の患者さんの信頼を得る身だしなみ

歯磨き指導を成功させるには、患者さんとの信頼関係を築くことが欠かせない。そして、年輩の患者さんから信頼を得るためには、「身だしなみ」と「身のこなし」が思っている以上に重要になる。専門職としての技術さえしっかりしていれば、外見にこだわるなんて馬鹿馬鹿しいと考えるかもしれないが、外見から感じられる「しっかりしている」「感じがよい」という印象が、「この人の話なら信頼できそう」という患者さんからの評価に繋がることもある。

とくに、年輩の方の見た目に関するチェック基準は、若い世代の人より1～2段階厳しいことが多い。感覚を摑むのが難しければ、両親や職場の上司、先輩など、患者さんに近い世代の人にチェックしてもらうとよい。

身だしなみのポイントは、何よりも「清潔感」である。とくに歯科スタッフは、患者さんの顔のすぐそばで作業をすることが多いので、髪形やメイク、爪の手入れ、香りなどにも気を配りたい（図1）。

年輩の患者さんの信頼を得る立ち居振る舞い

言葉遣いや身のこなし、礼儀作法なども、年輩の患者さんからの評価を大きく左右する要素となる。とくに、最初の自己紹介や挨拶は、その後の印象に大きくかかわる。相手の目を見て、笑顔を意識して、はっきりとしたしゃべり方を心がけたい。敬語に自信がない人は、ボロが出ないように普段から丁寧な言葉遣いを心がけることをお勧めする。また、スタッフ同士の会話も、意外と患者さんに聞かれているものである。仲のよい同僚であっても、クリニックのなかでは敬語で話すことが望ましい。

とくに気をつけたいのがマスクをしたままの自己紹介。マスクをしていることに慣れてしまうと気づきにくいが、失礼だと感じる人も多い。必ずマスクを外して、相手に顔がしっかり見える状態にして、笑顔で自己紹介をすることが大切である。マスクを顎にずらしてしゃべるのも、横着でだらしのない印象を与えてしまう。手間を惜しまず、話をするときはマスクをきちんと外すようにする。

自己紹介のときは、ただ名前を言うよりも、名札を見せながら名乗ることで、好感度が上がる。名前を覚えてもらいやすくなると同時に、歯科の専門家として責任をもって診療に当たろうとしてい

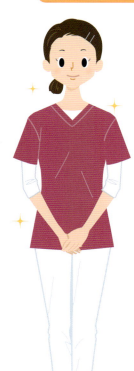
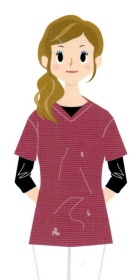

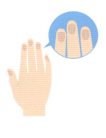
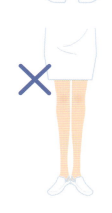
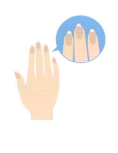

好印象を与える身だしなみ
- 髪の色は、ナチュラルに近い黒または濃い茶色
- 肩より長い髪の毛は、すっきりとまとめる
- メイクは控えめのナチュラルメイク
- ユニフォームは、キレイに洗濯された清潔なものを
- インナーは毎日洗濯。外から見えるようなら、白がオススメ
- 爪は短く切り揃える
- スカートの場合は、膝が隠れるくらいの長さで、ストッキングはナチュラルカラーのものを
- 背筋を伸ばして顎を引いて、姿勢よく

印象を悪くする身だしなみ
- 明るすぎる髪の色
- 髪の毛がまとまっていない
- メイクが派手
- ユニフォームが汚れている
- 姿勢が悪い
- 爪が伸びている
- スカートが短すぎる

図❶　身だしなみのよい例と悪い例

るという姿勢を示すことにも繋がる（図2）。

ゆっくりと落ち着いた話し方が信頼感を増す

　患者さんと話すときは、普段よりもワントーン低い声で、ゆっくりと話すように心がける。高い声や早口は、若さが協調され、頼りなく落ち着かない印象を与える。また、年輩の患者さんにとっては、聞き取りづらくなってしまうこともある。落ち着いた口調は、相手だけでなく自分自身を落ち

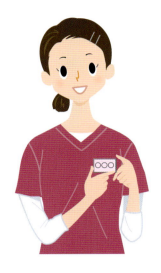

図❷ 自己紹介では、名前を言うだけでなく、名札を見せながら名乗ることで、名前を覚えてもらえる

着かせ、自信をもつことにも繋がる。

ただし、話すスピードを落としすぎると、相手に年寄り扱いされていると感じさせることもあるので要注意。馬鹿にされているように感じさせてしまうと、やはり相手は心を閉じてしまう。

話を聞いてもらうには、まず話を聞くことから

患者さんに歯磨き指導をするとき、自分が伝えたい情報を一方的に詰め込もうとしていないか注意したい。一方的に話すだけでは、伝えたいことは、なかなか相手の心に届かない。しっかりとこちらの話を聞いてもらうためには、まず相手の話をさえぎらずに、しっかりと耳を傾けることが、いちばんの早道となる。

人は、自分の話を聞いてもらえると、自分が尊重されていると感じて、聞いてくれている相手に対して少しずつ心を開いていく。まずは相手の話をじっくり聞く態度が重要である。

うまく話を引き出せないときは、「YES/NO」の一言で答えられるようなクローズドクエスチョンではなく、話が広がるような、「何が、いつ、どこで、誰が、なぜ、どのように」を問うようなオープンクエスチョンを使って質問すると、相手が話しやすくなる。話を聞くときには、相手の言葉に対して共感するような言葉を添えると、さらに信頼感を得られる。

年輩の患者さんは褒めて伸ばす

患者さんのモチベーションを高めて行動変容を促すには、責めるような言葉を避けて、褒めて伸ばすことが大切である。当たり前の話のようであるが、実践するのは意外と難しい。

歯科の専門家からみると、患者さんの口腔内は「ここが磨けていない」「ここに炎症が残っている」と、駄目なところばかりが目についてしまうが、そこを指摘するだけでは、責められているように感じ、モチベーションが失われてしまう。まずは、必ず最初に褒める言葉をかけることで、患者さんも、話を聞こう、がんばろうという前向きな気持ちになる。

歯磨き指導をするときに、染め出しはとても便利な手段である。しかし、磨けないところを指摘して責めることを目的に染め出しを行わないように注意したい。まずは、「ここはしっかり磨けていますね」「前回よりキレイになっていますね」と、ほめるところを見つける。

そのうえで、必要に応じて「ここはちょっと磨きにくいみたいですね」「右利きの人は、ここを磨き残してしまう人が多いんですよね」と患者さんを責めない表現を工夫して指摘する。

成果が自覚できるとモチベーションが上がる

口腔内の変化を自覚し、その気持ちよさを実感してもらうことができれば、患者さんのモチベーションが上がり、こちらがうるさく言わなくても、自分から口腔ケアに取り組もうという意欲が芽生える。

患者さんにとって最もわかりやすいのは、舌の感覚で、汚れている歯ときれいになった歯の違いを感じてもらうことである。ブラッシングのお手本を示したり、スケーリングなどの施術を行ったりするときは、一度に全顎ではなく、分割して行う。比較することでブラッシングや施術の効果が実感され、モチベーションアップに繋がる。

完璧を目指さず、できることから一歩ずつ

　年輩の患者さんは、自分の生活を変えることに抵抗があり、また新しいことを覚えるのがだんだん苦手になってきている。一度にあれもこれもと欲張ってすべて教えようとするのは、患者さんの負担になる。その人が無理せずにできそうなこと、あるいはその人にとっていちばんニーズが高いことを見極めて、一歩ずつ進めていくことが大切である。全部を完璧にやろうとせず、1つずつ達成していくことは、患者さんにとってもメリットであり、またお互いの信頼関係を築くうえでも役に立つ。

　どんなに「正しい」ことでも、患者さんの状況を無視して押しつけないこと。患者さんのためになることであっても、患者さんの気持ちになって考えて、決して無理強いはしない。

「ハッ」とする気づきがモチベーションを上げる

　年輩の患者さんのモチベーションをアップするには、患者さんが「ハッ」とするような気づきを与えることが有効となる。「バイオフィルム」という言葉は、まだ馴染みのない患者さんが多く、「ハッ」とする気づきに繋げやすい。

　とくに年輩の患者さんは、「歯の汚れ＝食べかす」だと思っている人が多い。知らなかったことを恥ずかしく感じさせないように注意しつつ、「歯の汚れは、以前は食べかすだと思われていましたが、細菌の塊である『バイオフィルム』が原因であることがわかってきました」ということを伝えて、興味を引きつける。

　「細菌が歯の表面でバイオフィルムを形成すると、殺菌剤などが浸透しにくくなるため、洗口液では落とせず、ブラッシングが必要です。ブラッシングで除去できるのは、バイオフィルムの約60％で、残りの約40％のうち約20％は歯科のPMTCで除去できますが、約20％は残留して、1ヵ月程度でまた増殖してしまいます」。このように、具体的な数字を出して、患者さん自身によるブラッシングと歯科でのPMTCのそれぞれの重要性を論理的に伝えることで、患者さんを納得させ、専門家としての信頼性を増すことができる。

　言葉だけではなかなか腑に落ちない患者さんには、患者さん自身の口腔内のバイオフィルムを掻き取って、顕微鏡で見せて視覚的に納得させるという方法も有効である。

「ドキッ」とする危機意識でモチベーションを上げる

　患者さんの危機感を刺激して「ドキッ」とさせることも、モチベーションアップに有効である。歯周病と全身疾患の関連については、だいぶ認知が広まってきてはいるが、まだまだ知らない患者さんも少なくない。

　とくに年輩の患者さんにとって、糖尿病、動脈硬化疾患、肺炎、骨粗鬆症などは、関心の高い話題であり、歯周病原細菌との関連を理解することは、口腔ケアへのモチベーションを大いに刺激する。また、患者さんの全身の健康を守る専門家として、信頼感を高めることにも繋がる。

家族ぐるみで、一生のお付き合いを

　年輩の患者さんは、信頼を得るまでのハードルは高いが、一度信頼関係が構築されれば、継続して通院してくれる人が多い。ぜひ、日常的な雑談のなかで、慢性疾患の既往や家族との関係性についても把握しておきたい。家族も一緒に通ってきてくれるようになれば理想的である。年輩の患者さんへの定期的なPMTCの継続は、健康寿命の延伸に寄与し、また、要支援・要介護状態になったときの継続的な口腔ケアの実現にも繋がる。

　これからの超高齢社会において、歯科が役割を果たしていくためには、患者さんが元気に通院できるうちから、関係性を築いておくことが、今後ますます重要になってくると考えられる。

第 3 章

知っておきたい関連因子はこれだ

口腔からの誤嚥性肺炎予防

静岡県・米山歯科クリニック **米山武義** *Takeyoshi YONEYAMA*

医科で高まる口腔管理への関心

　1999年、日本老年医学会雑誌に「老人性肺炎の病態と治療」という論文が掲載され、新しい老人性肺炎予防の戦略が示された[1]。そのなかで目を見張ったのは、口腔ケアという項目が太字で新しく加わったことである。このことは当時、口腔ケアが老年医学の呼吸器疾患の分野で客観的な評価を得たことを意味する。

　また2008年、日本老年医学会の専門医の認定研修に口腔ケアの項目が新たに加わった。これは口腔ケアの重要性が広く認知され、専門医が学ばなければならない一つの項目として学会が判断したからであろうと推測する。

　このように最近の15年間、老人性肺炎とりわけ誤嚥性肺炎予防を考えるうえで、口腔管理への関心が非常に高まっている状況にある。

「肺炎は老人の友」からの脱却

　いまからおよそ100年前、内科学の祖といわれるOslerが「肺炎は老人の友」と表現したように、高齢者にとって肺炎は避けられない疾病であり、諦めにも似た捉え方をされてきた歴史がある。しかし、口腔管理という概念の導入によって、老人性肺炎の予防の可能性が大きく広がった。

　ただ予防の道が開かれたといっても、誤嚥性肺炎は現在もなお、要介護高齢者の直接的死因の上位に位置し、介護、医療の現場で大きな問題として取り上げられている。誤嚥性肺炎は食物や口腔細菌を含む口腔・咽頭の分泌物を誤嚥（吸引）することにより引き起こされるが、一般的に在宅や施設および病院に入所する高齢者の口腔衛生状態は劣悪なケースが多く、歯がある場合は高い頻度で歯周病に罹患している（**図1**）。また、義歯の衛生管理がなされていないのが実状である。

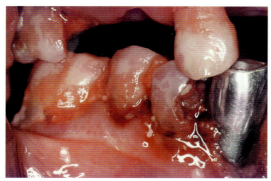

図❶　セルフケアができない70代の男性。染色して、バイオフィルムの存在を明示。多量のプラークが付着し、歯肉は軽度から中等度の炎症を起こしている。プロービングにより易出血性を呈している

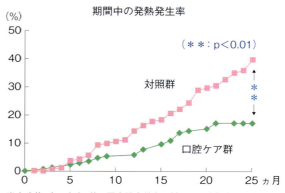

米山武義, 吉田光由, 他：要介護高齢者に対する口腔衛生の誤嚥性肺炎予防効果に関する研究. 日歯医学会誌, 2001

図❷　歯科衛生士による1週間に1回の歯周基本治療と施設スタッフによる毎日の機械的口腔のケアにより、2年間の発熱の割合はほぼ半減した

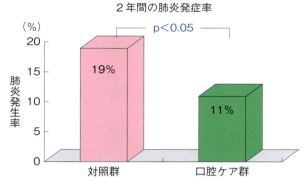

図❸　図2と同じく、歯科衛生士による1週間に1回の歯周基本治療と施設スタッフによる毎日の機械的口腔のケアにより、2年間の肺炎の発症率は対照群と比べ、約4割減少（参考文献[2]より引用改変）

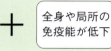

図❹　高齢者肺炎の原因と発症（矢内 勝：高齢者の誤嚥性肺炎，エキスパートナース，17：43-45，2001．より引用改変）

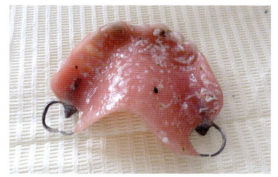

図❺　老人病院に入院している患者が使用している義歯。多量のデンチャープラークが付着

しかし近年、誤嚥性肺炎予防の道が科学的エビデンスの下に築かれた（図2、3）[2]。つまり、口腔のケアによって口腔衛生状態および歯肉炎が改善し、咽頭部の細菌叢にも影響を与える[3,4]。加えて粘膜への刺激が嚥下反射、咳反射の改善を促し[5]、誤嚥性肺炎の予防に繋がるメカニズムが解き明かされた（図4）。

薬物に頼らざるを得ない従来の肺炎対策に対し、口腔のケアによって少しでも致死的な本疾患を予防できるならば、こんな画期的なことはないといえよう。要介護高齢者が抱える誤嚥性肺炎のリスクに対して、歯科の専門職がとるべき基本戦略は、歯周基本治療と口腔リハビリの実践である。

歯周病、口腔細菌と誤嚥性肺炎との関連性

歯とその表面に付着する歯垢は、呼吸器感染症にとってその原因のリザーバーになっている可能性がある。実際、口腔が気管支下部の細菌叢に影響を与えるかもしれないという考え方は古くから存在した。

口腔内の細菌は歯垢から唾液中に放出され、それが下気道に誤嚥されて肺炎を引き起こす。嫌気性菌による重度の肺感染症が唾液の吸引後に引き起こされ、とくに歯周病を有している患者では顕著であることは古くから知られている。また、歯周病と細菌性肺炎の関連性は、2003年にScannapiecoらにより報告されている[6]。

したがって、誤嚥性肺炎の予防には、歯肉縁上のプラークコントロールだけではなく、歯肉縁下までも考慮したプラークコントロール、すなわち歯周基本治療が必要になる。また忘れてはならないのが、義歯上の付着物、つまり細菌性のバイオフィルム（デンチャープラーク）である。

有歯顎で、義歯やインプラントがある患者では、継続した歯周治療と義歯やインプラントの衛生管理（バイオフィルム管理）が重要であり、無歯顎の患者では、義歯やインプラント表面の衛生管理（バイオフィルム管理）が大切である（図5）。

口腔機能管理の意義と目的

脳血管障害の後遺症などで、口腔内や口腔周囲筋の運動障害や口腔内の感覚の低下がみられることがある。さらに、高齢者においては、廃用症候群と呼ばれる不活動状態によって二次障害が生じ

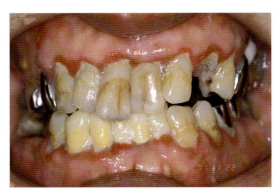

図❻ 在宅にて前立腺がんの療養を受けている70代の男性。発熱と食欲不振が発現し、訪問看護師の要請で訪問。口腔からの感染症を起こしていることが疑われ、医師と看護師と連携し、歯科衛生士が1週間に2回、専門的な口腔衛生管理を行う

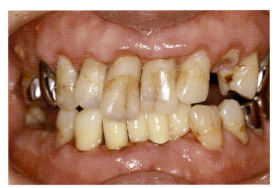

図❼ 右下のう蝕の治療に加え、歯科衛生士の介入後、3週間で歯肉改善がみられた。発熱は改善し、心身の健康を回復

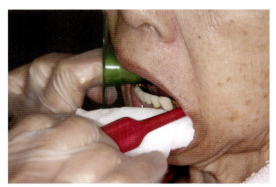

図❽ 通院していたが脳梗塞を発症し、急性期病院を経て、特別養護老人ホームに入所した80代・女性。咬反射が著しく、硬質の指サックをバイトブロックとして使用する

ることが多い。口腔領域における廃用症候群には、口腔内や顔面の感覚の低下、顔面表情筋の萎縮、舌などの咀嚼・嚥下関連筋の萎縮、唾液腺の萎縮（分泌低下）、顎関節の拘縮などがみられる。

口腔リハビリはこれらによって生じた口腔機能の低下に対しその回復を目的とし、また廃用症候群の予防に努めることを目的とした療法（ケア）である。

歯周基本治療を行ううえで、患者の口腔機能を把握することは、誤嚥などを防ぎ、双方にとってより安全で安楽な診療を約束してくれる。

誤嚥性肺炎予防を念頭においた歯周治療の実際

歯周基本治療の要点は、さまざまな感染症の原因となる口腔細菌の確実なコントロール（制御）である。要介護高齢者を対象とした研究によると、ポビドンヨードなどの薬液による含嗽では、咽頭部の細菌の抑制にあまり効果がないという結果が出ている[7]。そのため、適切な清掃器具を使用し、物理的、機械的に舌の表面の清掃とともに、歯間隣接部などの清掃や歯周ポケット内のプラークコントロールに重点をおくべきである。

専門的な口腔のケアは、歯垢が堆積しやすく、要介護者自身や介護者が日ごろ清掃しにくい部位に焦点をあて、限られた時間のなかで対応する（図6、7）。

歯周基本治療時のポイント

①清掃器具はできるだけ、精選された良質なものを選択する。とくに歯ブラシは若干軟らかめのものを選択し、歯肉を傷つけないようにする。対象者が易感染性であることが多く、何より菌血症予防に配慮する。「力を入れすぎず、痛くなく、爽やかに」が大切である。

②歯周基本治療は、最初はゆっくりと、あせらず、人間関係を構築するように臨む。

③口腔周囲のマッサージなどで、口腔とその周囲の緊張をとり、安楽に、しかし的確に歯面清掃やスケーリングを行う（図8）。

④食物の残渣、炎症の位置や部位の変化を注意深く観察する。

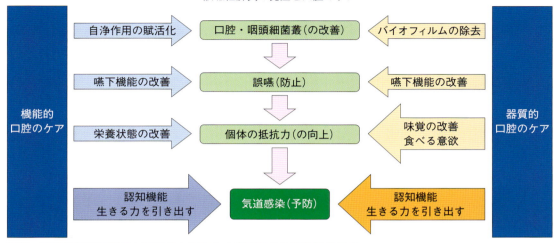

図❾ 誤嚥性肺炎の発症と口腔のケアのもつ多方面からの効果を示す

⑤除去した歯垢や歯石を確実に回収し、誤嚥させないようにする。

⑥多職種連携において、磨き残しが発生しやすい箇所をしっかり伝える。

歯周基本治療と口腔・嚥下機能の向上で誤嚥性肺炎予防を図る

誤嚥性肺炎の発症メカニズムには、「口腔・咽頭の細菌叢」、「誤嚥」、そして「個体の抵抗力」が関与する（図9）。

歯周基本治療による口腔・咽頭の細菌叢の正常化、さらに、ブラッシングと歯周基本治療によるサブスタンスPを介した嚥下反射の改善、さらには嚥下機能の改善が重要である。

また、呼吸法によって肺の機能を向上させ（図10）、口腔リハビリによって嚥下機能の向上（誤嚥の軽減）にも繋がる。そして、唾液を分泌させ、食欲を喚起することにより、栄養状態の改善をもたらす。この栄養改善が免疫力を向上させ、肺炎予防に繋がる。

このように誤嚥性肺炎予防の重要な部分は、歯と歯肉、口腔・咽頭で決定されることが、これまでの研究や臨床によって裏づけられた。あとは、われわれ臨床医が診療室内で啓発活動を行い、在宅などで実践することが社会から求められている。

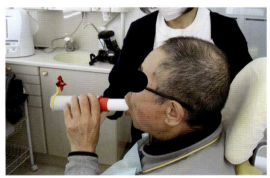

図❿ 歯周治療に加え、胸郭を広げて呼吸の安定を図るとともに口唇の閉鎖を助長する器具（ピークフロー）を使用し、口腔機能を測定している

【参考文献】
1) 山谷睦雄，他：老人性肺炎の病態と治療，日老医誌，36：835-843, 1999.
2) Yoneyama T, Yoshida M, Matsui T, Sasaki H：Oral care and pneumonia. Lancet, 345：515, 1999.
3) 米山武義，相羽寿史，太田昌子，弘田克彦，三宅洋一郎，橋本賢二，岡本 浩：特別養護老人ホーム入所者における歯肉炎の改善に関する研究．日老医誌，34：120-124, 1997.
4) 弘田克彦，米山武義，太田昌子，橋本賢二，三宅洋一郎：プロフェッショナル・オーラル・ヘルスケアを受けた高齢者の咽頭細菌叢の変動，日老医誌，34：125-129, 1997.
5) Yoshino A, Ebihara T, Ebihara S, Fuji H, Sasaki H：Daily Oral Care and Risk Factors for Pneumonia Among Elderly Nursing Home Patients, JAMA, 286：2235-2236, 2001.
6) Scannapieco FA, Bush RB, Paju S：Associations between periodontal disease and risk for nosocomial bacterial pneumonia and chronic obstructive pulmonary disease. A systematic review. Ann periodontal, 8（1）：54-69, 2003.
7) Ishikawa A, Yoneyama T, Hirota K, et al：Professional oral health care reduces the number of oropharyngeal bacteria. J Dent Res, 87：594-598, 2008.

妊婦の歯周治療を難しくさせる要因と対応のポイント

岡山県・ハロー歯科 滝川雅之 Masayuki TAKIGAWA

妊婦の歯科治療は難しいのか?

　女性のライフステージにおいて、妊娠期は胎児の発育に伴う身体の変化はもちろんのこと、口腔内にもう蝕や歯肉炎、さらに妊娠性エプーリスなどを発症することが多いことから、最もダイナミックな変化が現れる特別な時期であるといえる。

　ただし、一般的に妊娠は病気ではなく、安定期の健康な妊婦であれば、大抵の歯科治療は通常の女性患者と同じように行えるとされている。しかしながら、妊婦に対し歯周治療をはじめとする歯科治療を行う場合には、"妊婦と胎児への安全が第一に優先される"という大原則を厳守し、妊婦の精神面や体調に十分に配慮して、安心・安全かつ適切な診療を行わなければならないことはいうまでもない。

　そのためには、歯学生ならびに研修医時代から産科学の基礎知識を習得し、妊婦の心身の特徴を理解したうえで臨床経験を積むことが重要となる。しかし、残念ながら短い研修期間では、妊婦に対する歯科治療の臨床経験は非常に少ないと思われる。経験が少ないままでは、自信をもって対応できるわけがなく、とくに若手の歯科医師は、妊婦というだけで歯科治療を躊躇し、適切に対応できないという問題が挙げられる。

　本項では、妊婦の歯周治療を難しくさせるさまざまな要因について列挙するとともに、妊婦の歯周治療を成功に導く対応のポイントについて、症例を通じて説明したい。

亢進した女性ホルモンの影響

　妊娠すると胎盤からのエストロゲンならびにプロゲステロンの産生が妊娠前の数百倍にも増加して、歯周組織の細菌叢、脈管系、細胞機能ならびに免疫応答に大きな影響が及ぼされる(図1)[1]。

　口腔内での変化として、とくに妊婦の半数以上に、歯肉の発赤・腫脹、ブラッシング時の出血などの炎症症状の増悪がみられるほか、劇的な変化として妊娠性エプーリスが発症する場合もある。また、智歯周囲炎も妊娠期に発症し重症化しやすいため、妊婦を悩ませる大きなトラブルとなることも多い[2]。

　とくに注目すべき要因として、歯周病原細菌の*Prevotella intermedia*は女性ホルモンを栄養源として発育できるため、妊娠中に増殖が促進され、歯周ポケット内の細菌叢が変化することが挙げられる。また、血液由来成分を好む*Porphyromonas gingivalis*など、内毒素をもつ歯周病原細菌も増殖することとなり、歯周局所の炎症がさらに増悪する。

　そして、歯周病原細菌の内毒素ならびに歯周局所で過剰に産生される各種の炎症性サイトカイン〔インターロイキン(IL)-1β、腫瘍壊死因子(TNF)-α、IL-8など〕やプロスタグランジン(PG)E$_2$、などが血流中に入り込み、胎盤膜の炎症、子宮頸部拡張や子宮の収縮を引き起こし、早産ならびに低体重児出産の一因となる可能性が示唆されている(図2)[3]。

　さらに、近年では歯周病が妊娠糖尿病や妊娠高

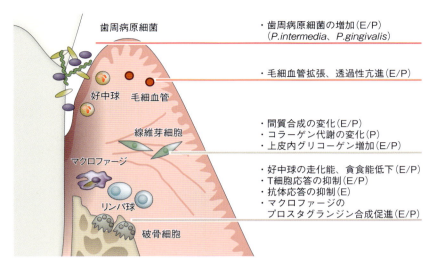

図❶ 女性ホルモンの歯周組織への影響（E：エストロゲン、P：プロゲステロン）
（参考文献[2]より引用改変）

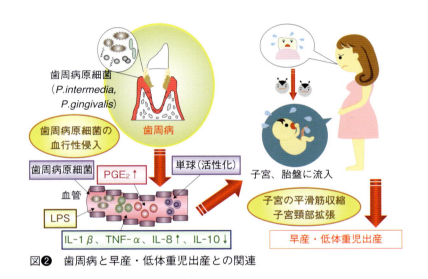

図❷ 歯周病と早産・低体重児出産との関連

血圧症候群などの合併症にも関与することが報告[4]されている。したがって、かけがえのない胎児の生命と妊婦の健康を守るため、躊躇するのではなく、積極的に妊婦の安心・安全な歯周治療に取り組むことは、歯科医療従事者としての重要な使命であるといえるだろう。

妊婦の心身の変化 ～つわり、貧血などに対する配慮～

1．妊婦の不安な心理状態

女性には歯科治療に対する不安や恐怖心を抱く方が多いことに加え、妊娠した場合はさらに胎児への影響を心配して、不安な気持ちが非常に高まる。そのような心理状態で歯科医院を受診する妊婦に対しては、とくに初診時の対応から最大限の配慮を行う必要がある。受付での笑顔の挨拶、歯科医院の明るい雰囲気や清潔さ、そして匂いなどに関しても妊婦は敏感になっていることに留意しなければならない。

妊婦の不安を解消し、信頼関係を築くための第一歩は、相手の話を傾聴して、これまでの患者の背景や本当の想いをよく知ることからと考える。簡単に問診を済ませて、すぐに歯科医師による口腔内診査や治療に移行するのではなく、妊婦の場合はとくに問診に時間をかけることが必要である。可能であれば、歯科助手や歯科衛生士がカウンセ

表❶ つわり時のブラッシングのコツ（参考文献5）より引用改変）

◆ **体調のよい時間帯に磨く。まずは無理をしない**
つわりは起床時や食後、疲れのたまった夜などにつらくなることが多い。食後や就寝前の歯磨きは理想的で効果的ではあるが、まずは無理をせずに、吐き気がつらいときは避けて、体調のよいときをみつけて歯磨きをしてみる。
◆ **"ながら磨き"の勧め**
テレビを見ながら、お風呂でリラックスしながらなど、つわりが軽い体調のよいときを利用して、"ながら磨き"を勧める。
◆ **歯ブラシは小さめのものを使用する**
大きな歯ブラシでは、奥歯を磨くときにノドに近い粘膜を刺激することがあるので、なるべく小さめの歯ブラシを使用してみる。歯ブラシのヘッド部分がコンパクトなものや子ども用の小さいものでもよい。
◆ **奥から前に掻き出すように磨く**
ノドに近い部分に歯ブラシが不意に行くと、とくに吐き気を催しやすい。 まずは慎重に、なるべく奥歯に歯ブラシを当ててから、前方に掻き出すように磨いてみる。
◆ **顔を下に向けて磨く**
歯磨き中にノドに唾液が溜まると、その刺激で吐き気が催されることがある。 下を向いて歯磨きをして、唾液がノドに流れないように工夫する。
◆ **匂いの強い歯磨剤を大量に使わない**
妊娠中は匂いに対して過敏となることが多い。歯磨剤の香料が強いものは、匂いを嗅ぐだけでも気持ち悪くなることがある。できるだけ匂いや刺激の少ない歯磨剤に代えるか、つわり時は無理に歯磨剤を使用しなくてもよい。
◆ **"ぶくぶくうがい"を十分に行う**
食後で吐き気がある場合は、無理に歯磨きができなくても水や洗口剤で"ぶくぶくうがい"をして、口腔内を清潔にしておく。また、嘔吐した直後は水などでうがいを十分にして、口腔内の胃液などの残留を洗い流しておく。嘔吐直後の歯磨きは歯の摩耗を引き起こし、酸蝕症となる危険があるため、<u>約30分は歯磨きを控える</u>のが望ましい。
◆ **砂糖不使用のガム（キシリトールなど）を噛む**
ガムを噛めるならば、キシリトールガムなどを噛む。う蝕予防効果や唾液の分泌促進によって、う蝕原因細菌の母子感染予防にも役立つ。

リングルームなどの話をしやすい雰囲気のなかで、問診（初診カウンセリング）を行うことが理想的である。そして、問診票とカウンセリング内容を把握したうえで、歯科医師としても十分な説明ならびに適切な診断によって、主訴をすみやかに改善することが、妊婦の信頼を得るための重要なポイントの一つとなる。

さらに、妊婦はX線撮影、薬剤使用、局所麻酔など、胎児に影響があると懸念される診療内容にはとくに強い不安を抱くことが多いため、自信をもった態度でそれぞれの安全性と有用性をわかりやすく説明し、理解と了承を得たうえで診療を進めなければならない。

このように、妊婦の歯科治療においては、最初から最後まで常に気を遣い、ある意味では"一番手間のかかる患者さん"である。この歯科医療従事者側の苦手意識が、妊婦の歯周治療を困難にしている要因になっていると思われる。しかしながら、妊婦は口腔内を含めて、健康に対するモチベーションが非常に高く、説明に対して熱心に耳を傾け、パンフレットもすみずみまで目を通してくれる方が多い。

産婦人科医院（岡山市・三宅医院）に併設された歯科である当院では、産婦人科のオリジナルテキストの他にも、上述した不安を抱きやすい薬剤使用などに関するパンフレットやリーフレットを用いて、十分な情報提供に努めている。

2. つわりへの対応

妊娠期における女性ホルモンの変動によって、妊娠初期の5、6週ごろにつわりの症状として、50～80％の妊婦に悪心・嘔吐などの消化器系症状が現れる。つわりの症状は個人によってさまざま

表❷ 貧血（鉄欠乏性貧血、水血症）および仰臥位性低血圧症候群

貧血（鉄欠乏性貧血、水血症）
妊娠中は母体と胎児に栄養と酸素を供給するため、より多くの血液、赤血球が必要となる。造血のために鉄の需要が増大するにもかかわらず、つわりなどで食欲不振となり、鉄不足に陥り、鉄欠乏性貧血となりやすい（妊婦の約40％）。 　また妊娠中は胎盤への血液供給、胎児への栄養、酸素供給、分娩時の大量出血に備えるために血液量は増加する。血漿が増加するため、血液中に占める赤血球の割合が低下し血液が薄くなる（水血症）。そのために貧血が起こりやすくなる。
仰臥位性低血圧症候群
妊娠後期になると増大した胎児と羊水のために子宮はかなりの大きさ、重量になる。妊婦が仰臥位（天井を向いて寝ること）になると、大静脈が圧迫され、急激な血圧低下を引き起こすことがある。これを仰臥位性低血圧症候群という。

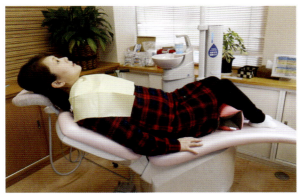

図❸a　妊婦のチェアーポジション

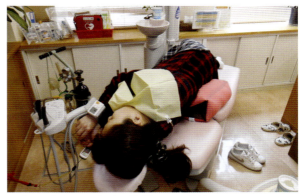

図❸b　妊婦の緊急時に推奨される体位

であるが、歯磨剤の匂いや歯磨きの刺激が嘔気を催して、口腔清掃を十分に行うことができなくなり、口腔内の衛生状態が急激に悪化することが多くみられる。

　このようなつわりのある妊婦に対し、ブラッシング指導やスケーリングなどの歯周治療を行う場合は、体調に配慮して休憩を多くとりながら、嘔気を起こさせないように細心の注意を払い、短時間で確実な処置を行わなければならない。

　つわりは大抵の場合、安定期の妊娠16週ごろまでには消失するので、つわりが落ち着いてからじっくりと歯周治療を行えばよいのであるが、逆にセルフケアが十分にできないつわり時にこそ、プロフェッショナルケアを充実させることも重要である。具体例として、表1に示すつわり時における歯磨きのポイントを的確にアドバイスすることは非常に有益であろう[5]。

　さらに、ブラッシングで除去できない歯石は、妊娠初期に除去しておくことが理想的である。短時間で効率よく行える超音波スケーラーによるスケーリングが有効であるが、バキュームで嘔気を引き起こさないように注意し、また口腔内に水が残ると嘔気を引き起こしやすいため、確実に吸引することが必要である。

3. 貧血および仰臥位性低血圧症候群への対応

　安定期を過ぎて妊娠後期（妊娠28～39週）になると、妊婦の腹部が大きく目立つようになる。この時期に歯周治療を行う場合には、貧血や腰痛、頻尿、お腹の張り（切迫早産）など、妊婦の体調にもさらに配慮しなければならない。

　表2に示すように、大半の妊婦が貧血傾向（鉄欠乏性貧血、水血症）となることに加え、水平位で診療を行った場合、増大した子宮に大静脈が圧迫されて、仰臥位性低血圧症候群となることが多

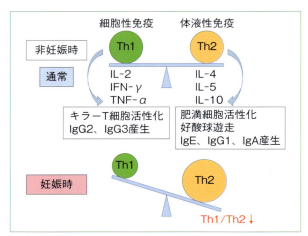

図❹　妊娠期における特殊な免疫防御機構
妊娠時にはTh2細胞優位の状態となり、細胞性免疫が低下することが妊娠維持のための重要な因子と考えられる。Th1細胞性免疫はウイルス感染細胞や細胞内感染病原体を排除する役割があるため、妊婦が風邪などのウイルス性疾患になると症状が悪化しやすい

いからである[6]。

　したがって、妊娠後期の適切なチェアーポジションとしては、45°ぐらいの半座位に設定し、こまめに休憩を取りながらSRPなどを行う必要がある（図3a）。また、診療中に妊婦が仰臥位性低血圧症候群を起こし、気分が悪くなった場合には、図3bのように、左側（大動脈）を下にしたポジションをとり、しばらく安静にしていれば大抵の場合は回復する。それでも回復しない場合、まずは産科主治医に連絡してアドバイスを受けること、そして、必要に応じて緊急対応と救急車を呼ぶなどの迅速な対応をとらなければならない。

妊娠期の特殊な免疫防御機構

　妊娠中は本来異物である胎児を維持するために、細胞性免疫（Th1）が抑制され、体液性免疫（Th2）が優位となる特殊な免疫防御機構となることが知られている（図4）[7]。
　Th1免疫細胞はIL-2やインターフェロン（IFN）-γ、TNF-αなどのサイトカインを産生し、ウイルス感染細胞や細胞内感染病原体を排除する重要な役割を果たしている。したがって、妊婦の歯周局所においては、歯周病原細菌に対する免疫防御が非妊娠時に比べて特殊な状態であるため、細菌の増殖や炎症の波及が進み、歯周病が進行しやすい危険性があることを念頭において、適切な口腔衛生管理を行う必要がある。

　妊婦に対し、歯周膿瘍や智歯周囲炎あるいは上顎洞炎などの急性症状の緊急対応をしなければならない場合、X線撮影や投薬すべき薬物の選択、さらには観血的処置を行うべきかどうかの判断に迷うことが多いと思われる。このような場合、妊婦のかかりつけの産科医に相談し、投薬や治療を行ううえでのアドバイスを得ることも重要である。
　X線撮影に関しては、胎児への催奇形性と被曝に留意する必要があるが、妊婦に対する歯科用X線撮影は絶対禁忌ではなく、X線診査の必要性と安全性について十分な説明を行い、了承を得てから撮影を行う[8]。
　また、治療においては、鎮痛剤ならびに抗菌薬の投与が必要となるが、妊婦は胎児に対する薬剤の影響についてとくに神経質になっており、薬剤の安全性と必要性について十分な説明を行う必要がある。
　妊娠中は感染や炎症が波及しやすく治癒も悪いなど、宿主免疫応答が特殊な状況であることを説明し、適切な薬剤を使用して積極的に病気を改善することが、胎児にとっても必要であることを理解してもらわなければならない。なお、表3に歯科領域において妊婦に対して比較的安全に使用できる薬剤を記載したので、実際に投薬を行う際に参考としていただきたい[9]。

短期間では改善できなかった症例

患者：32歳・女性、看護師（妊娠6ヵ月、第1子）
初診：2014年6月
主訴：右側下顎臼歯部の自発痛
既往歴：金属アレルギー、中高生のころに矯正歯科治療を受けた既往がある
現病歴：妊娠以前からも疲労時などに8̄部に違和感や歯肉の腫れを自覚することがあったが、仕事が忙しく放置していた。その後、妊娠し初期には

表❸ 歯科領域で比較的安全な薬剤（参考文献[9]より引用改変）

分類		商品名（一般名）	用法・用量
抗菌薬	ペニシリン系	ビクシリン®（アンピシリン）	1回1～2cp 1日4～6回
		サワシリン®（アモキシシリン）	1回1cp 1日3～4回
	セフェム系第一世代	ケフレックス®（セファレキシン）	1回1cp 6時間ごと
		ケフラール®（セファクロル）	1回1cp 1日3回
	セフェム系第二世代	オラセフ®（セフロキシムアキセチル）	1回1錠 1日3回
	セフェム系第三世代	トミロン®（セフテラムピボキシル）	1日300～600mg 1日3回
		セフゾン®（セフジニル）	1回1cp 1日3回
		バナン®（セフポドキシムプロキセチル）	1回1錠 1日2回
		メイアクトMS®（セフジトレンピボキシル）	1回1錠 1日3回
		フロモックス®（セフカペンピボキシル）	1回1錠 1日3回
	マクロライド系	ジスロマック®（アジスロマイシン）	1回2錠 1日1回
解熱鎮痛剤	非ピリン型	カロナール®（アセトアミノフェン）	1回300～500mg 1日3回
抗炎症剤	塩基性	ソランタール®（チアラミド）	1回100mg 痛むときに頓服

つわりで歯磨きが十分にできなかった。数日前から8̲部歯肉の腫脹に加え、右側下顎臼歯部の自発痛も顕著となり、通院する産科医院に併設した当院を受診した。

口腔内所見：全顎的に歯間乳頭部歯肉の発赤・腫脹が顕著であり（**図5**）、4 mmを超える歯周ポケットが多数存在し（歯周ポケットの深さ（PD）の平均＝3.5mm）、BOPは72.0％と高く、プラークコントロールも不良であった（PCR＝60.7％）。主訴である右側下顎臼歯部では、8̲が半埋伏しており歯冠周囲歯肉が著しく腫脹し、圧痛ならびに排膿が認められた。また、6̲にはう蝕による欠損がみられ、エアーによる刺激で疼痛が誘発された。

診断：8̲智歯周囲炎、妊娠関連性歯周炎、7̲ 6̲|8̲ う蝕

治療経過：初診時は主訴である8̲に対し、洗浄ならびに投薬［鎮痛剤：カロナール®（アセトアミノフェン）、抗菌薬：フロモックス®（セフカペンピボキシル）］を行った。次回の受診時には8̲の症状がかなり改善していたため、ブラッシング指導ならびに超音波スケーラーによるスケーリングを全顎にわたり行った。

6̲は浸潤麻酔下においてう蝕を除去し、水酸化カルシウム製剤（ウルトラブレンド®：ウルトラデント）による覆髄とグラスアイオノマーセメント（ベースセメント®：松風）による充填を行い、さらに、腫脹した歯間乳頭部の歯肉切除およびSRPを行った。患者が金属アレルギーであったため、同部はレジンインレーを装着し、歯髄の状況をしばらく経過観察することとした。

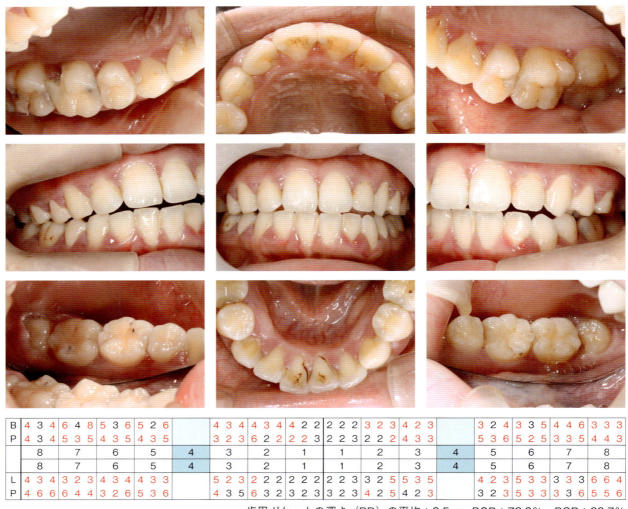

図❺ 初診時の口腔内所見（2014年6月14日）

歯周ポケットの深さ（PD）の平均：3.5mm　BOP：72.0%　PCR：60.7%

　図6は出産直前の口腔内写真であるが、歯肉の発赤・腫脹はやや改善したものの、4回の診療時にTBIおよび超音波スケーラーによるスケーリングを行ったが、6部以外は歯肉縁下までは歯石除去を行わなかったため、歯肉の発赤・腫脹を完全に改善することはできなかった（歯周ポケットの深さ（PD）の平均＝3.3mm、BOP＝67.2%）。

　出産の1年6ヵ月後に6レジンインレーの破折のため再受診したが、歯肉の炎症症状は残存したままであった（図7）。育児・家事で多忙なうえに、「看護師として仕事にも復帰し、毎日たいへんです」とのことで、再度の歯周基本治療として、浸潤麻酔下での全顎的なSRPを行う予定とした。

出産のための中断、育児中の通院困難

　妊娠期の歯周治療は出産までの限られた期間内で、妊婦が里帰り出産となる場合には早期に中断となることも多い。そのため、治療計画を立案するうえで制限が多くなることから、困難さを感じる一因となっていると思われる。

　出産までに余裕をもって歯周基本治療を終了し、出産後の定期健診に移行できるようなケースはよいが、初診が妊娠後期である場合は、歯周基本治療の途中で中断となることもあり、出産後に必ず治療再開のために歯科医院を受診してもらうように、口腔内の現状（プラーク・歯石の付着部位、歯

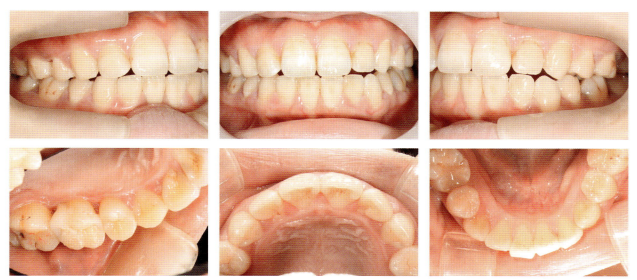

歯周ポケットの深さ（PD）の平均：3.3㎜　BOP：67.2%　PCR：35.7%

図❻　出産直前（歯周基本治療中）の口腔内所見（2014年9月16日）

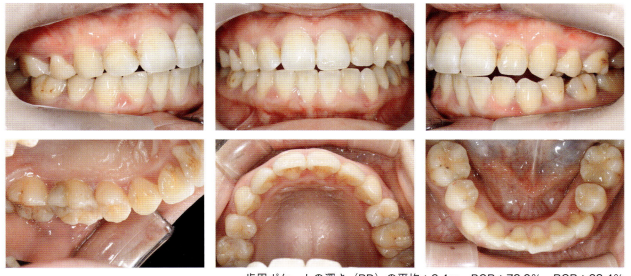

歯周ポケットの深さ（PD）の平均：3.4㎜　BOP：78.0%　PCR：63.4%

図❼　出産後（再来初診時）の口腔内所見（2016年5月21日）

間部・叢生部などの炎症部位、修復物・補綴物など）とともに出産後も含めた治療計画の詳細を患者に伝えておく必要がある。

　また、たとえ少ない診療回数でも、出産後の多忙となる育児期において自らの口腔衛生状態を良好に守れるように、"セルフケアの確立"を第一目標として口腔衛生指導を行う必要がある。各個人のリスク部位に合わせた具体的なブラッシング方法を、実際の歯ブラシやフロスなどを用いて指導することは、妊婦の歯周治療においてとくに意義がある。妊婦は健康に対する意識が高く、熱心にブラッシング指導に耳を傾けて、質問もよくしてくれる。しかも非常に素直で、その日からアドバイスを取り入れて、一生懸命にブラッシングの実践に取り組んでくれる方が多い。

　適切なブラッシングを毎日行うことで、直接の

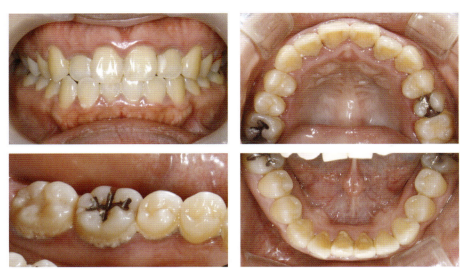

歯周ポケットの深さ（PD）の平均：3.13mm　BOP：57.1%　PCR：84.8%
図❽　初診時（妊娠5ヵ月、第1子）

　原因であるプラークが除去されることと歯肉へのマッサージ効果によって、妊婦に特徴的な浮腫性歯肉の発赤・腫脹が顕著に改善することが多いので、毎日のセルフケアに対する何よりのポジティブモチベーションとなる。

　さらにこの体験が歯科医師、歯科衛生士への信頼関係の基盤となり、出産後のわが子に対する仕上げ磨きの実践ならびに母子同時の定期健診に繋げるための成功のポイントとなるのである。

　妊婦は"一番手間のかかる患者さん"かもしれないが、"一番健康意識が高い素直な患者さん"でもある。生活のさまざまな面で不安を抱くことの多い妊娠期に得た歯科医院との安心・安全な信頼関係は絶大なものとなる。したがって、妊娠期からスタートする歯周治療は、出産後の母子ならびに家族の定期健診へと繋がり、生涯にわたり継続して理想的な歯周病予防を実践することが可能となる。

　定期健診においては、単に口腔内の健康維持のみならず、全身の健康増進のためのアドバイス、育児支援、食育、教育支援など、幅広く家族の健康と幸せづくりに貢献できる。妊婦が歯科を受診したときには、「出産後に落ち着いたら来てください」ではなく、積極的に妊婦の歯周治療に取り組まれることを勧めたい。

熱心なブラッシングと積極的な SRP で重度歯肉炎が改善した症例

患者：35歳・女性、会社員（妊娠5ヵ月、第1子）
初診：2011年4月
主訴：歯磨き時の出血、歯石のクリーニング希望
既往歴：流産（33歳）
現病歴：妊娠以前から歯磨き時に出血を自覚していたが、仕事が忙しく歯科に通院することなく放置していた。その後、妊娠し初期にはつわりがひどく、十分に歯磨きができない状況となり、歯肉の腫れと出血が顕著になってきたため、歯石のクリーニングを希望して当院を受診した。
口腔内所見：全顎的にプラークの沈着が顕著であり（PCR＝84.8%）、とくにつわりでブラッシングが行き届かなかった下顎舌側部および歯間乳頭の発赤・腫脹が顕著な上下前歯部には、多量のプラークと歯石が沈着していた（図8）。

　歯周組織精密検査の結果では、4mmを超える歯周ポケットが多数存在し（歯周ポケットの深さ（PD）の平均＝3.13mm）、プロービング時の出血も

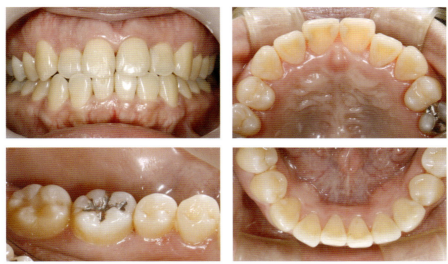

歯周ポケットの深さ（PD）の平均：2.29mm　BOP：3.0%　PCR：19.6%
図❾　治療3ヵ月後（妊娠8ヵ月）

57.1％と高く、歯ブラシが当たるだけでも、歯肉からかなりの出血が認められた。

診断：妊娠関連性歯肉炎

治療経過：患者自身によるブラッシングの技術向上を図るため、ブラッシング指導に重点をおき、とくに磨き残しが多い下顎臼歯舌側部や上顎大臼歯頬側部などの指導を行った。歯ブラシは毛先が軟らかめでコンパクトなものを勧め、歯肉腫脹の顕著な前歯部などにはバス法で歯肉を優しくマッサージするようなブラッシングをアドバイスした。

また、歯間部はデンタルフロスの使用を勧めた。さらに、出血に留意しながら、超音波スケーラーを用いてブラッシングの妨げとなる歯肉縁上歯石の除去を全顎にわたり行った。

患者は非常に熱心にセルフケアに取り組み、歯肉の発赤・腫脹は顕著に改善した。ただし、プロービング時の出血はまだ多く、デンタルX線診査では臼歯部に歯肉縁下歯石も認められたため、表面麻酔下でグレーシーキュレットならびに超音波スケーラーを用いてSRPを全顎（6ブロックに分けて）にわたり行った。

図9は再評価時の口腔内写真であるが、患者自身も歯磨きと歯周治療の効果によって口腔内の爽快感を実感し、初診時の口腔内写真と比べながら、改善した歯肉の状態を見て非常に感激していた。

その後、出産のため中断となったが、約1年後にクリーニングを希望して再受診した。口腔内所見として下顎前歯部に軽度の歯石沈着はみられたが、プラークコントロールは良好で、歯肉の健康状態も維持されていた。現在は約3ヵ月ごとに母子同時の定期健診を継続中である。

【参考文献】

1) Amar S, Chung KM : Influence of hormonal variation on the periodontium in women. Periodontol 2000, 6 : 79-87, 1994.
2) 滝川雅之：妊婦の口腔内の変化．滝川雅之（編著），妊産婦の歯科治療．デンタルダイヤモンド，東京，2012：21-26.
3) 和泉雄一，他：歯周病と早産・低体重児出産．日本歯周病学会編．歯周病と全身の健康，2016：96-99.
4) 中村梢，他：歯周病と産婦人科疾患の関連性―最近の研究動向について―．日歯周誌，54：5-10，2012.
5) 安井利一：妊娠時の口腔清掃．歯と口の健康百科．医歯薬出版，東京，1998：68.
6) 医療情報科学研究所（編）．病気が見える Vol.10産科 第2版：母体の生理学的変化，貧血，仰臥位低血圧症候群．メディックメディア，東京，2009：41，156，221.
7) 齋藤滋，他：妊娠と免疫．周産期医学，40：1569-1573，2010.
8) 辺見典子：X線撮影．滝川雅之（編著），妊産婦の歯科治療．デンタルダイヤモンド，東京，2012：99-104.
9) 小川泰治：薬剤投与．滝川雅之（編著），妊産婦の歯科治療．デンタルダイヤモンド，東京，2012：92-98.

■編著者略歴

稲垣幸司（いながき こうじ）

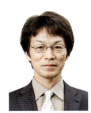

1982年　愛知学院大学歯学部卒業
2000年　ボストン大学歯学部　健康政策・健康事業研究講座　客員研究員
2005年　愛知学院大学歯学部　歯周病学講座　助教授
2007年　愛知学院大学短期大学部　歯科衛生学科　教授
現在に至る

日本歯周病学会認定歯周病専門医・指導医、日本禁煙学会認定専門医

南崎信樹（みなみざき のぶき）

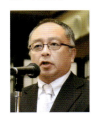

1985年　昭和大学歯学部卒業
1985年　昭和大学歯学部　歯周治療学教室　助手
1991年　南崎歯科医院開院
2000年　一〇会ベーシックコース・インストラクター
2015年　山口県歯科医師会理事
　　　　山口県高等歯科衛生士学院副学院長
現在に至る

日本歯周病学会認定歯周病専門医・指導医

歯周病悪化の原因はこれだ
リスクファクターを知れば難症例も怖くない

発行日	2017年4月1日　第1版第1刷
編著者	稲垣幸司　南崎信樹
発行人	濱野 優
発行所	株式会社デンタルダイヤモンド社
	〒113-0033 東京都文京区本郷3-2-15 新興ビル
	電話＝03-6801-5810（代）
	http://www.dental-diamond.co.jp/
	振替口座＝00160-3-10768
印刷所	共立印刷株式会社

©Koji INAGAKI, Nobuki MINAMIZAKI, 2017

落丁、乱丁本はお取り替えいたします

● 本書の複製権・翻訳権・上映権・譲渡権・公衆送信権（送信可能化権を含む）は㈱デンタルダイヤモンド社が保有します。
● JCOPY 〈㈳出版者著作権管理機構　委託出版物〉
本書の無断複写は著作権法上での例外を除き禁じられています。複写される場合は、そのつど事前に㈳出版者著作権管理機構（TEL：03-3513-6969、FAX：03-3513-6979、e-mail：info@jcopy.or.jp）の許諾を得てください。